Atlas of Typical Cases of
Endoscopic Miniprobe Ultrasonography

小探头超声内镜典型病例图解
——临床应用与护理配合

主审 贾欣永

主编 董海燕 李国栋 吴善彬 张钰坪

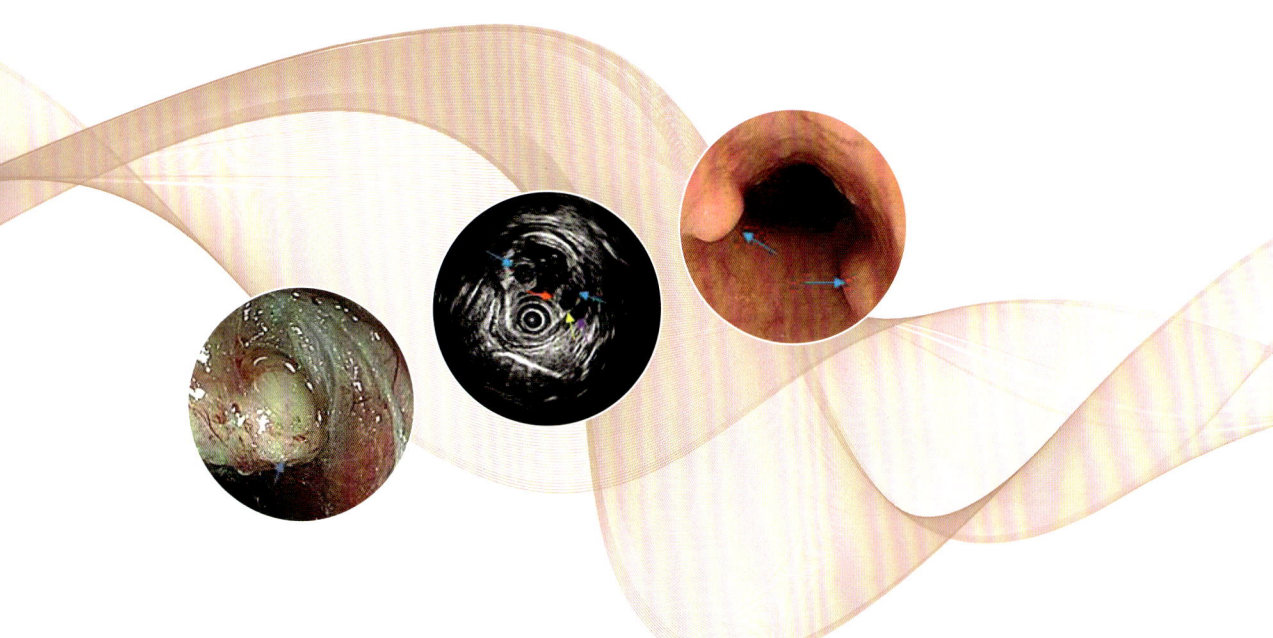

山东科学技术出版社
·济南·

图书在版编目（CIP）数据

小探头超声内镜典型病例图解：临床应用与护理配合 / 董海燕等主编 . -- 济南：山东科学技术出版社，2022.6（2024.4 重印）
ISBN 978-7-5723-1266-3

Ⅰ. ①小… Ⅱ. ①董… Ⅲ. ①内窥镜检—超声波诊断—图解 Ⅳ. ① R445.1-64

中国版本图书馆 CIP 数据核字 (2022) 第 089223 号

小探头超声内镜典型病例图解
——临床应用与护理配合

XIAO TANTOU CHAOSHENG NEIJING DIANXING BINGLI TUJIE
——LINCHUANG YINGYONG YU HULI PEIHE

责任编辑：崔丽君
装帧设计：孙　佳

主管单位：	山东出版传媒股份有限公司
出 版 者：	山东科学技术出版社
	地址：济南市市中区舜耕路 517 号
	邮编：250003　电话：（0531）82098088
	网址：www.lkj.com.cn
	电子邮件：sdkj@sdcbcm.com
发 行 者：	山东科学技术出版社
	地址：济南市市中区舜耕路 517 号
	邮编：250003　电话：（0531）82098067
印 刷 者：	山东联志智能印刷有限公司
	地址：山东省济南市历城区郭店街道相公庄村文化产业园 2 号厂房
	邮编：250100　电话：（0531）88812798

规格：16 开（184 mm × 260 mm）
印张：6.75　　字数：140 千
版次：2022 年 6 月第 1 版　印次：2024 年 4 月第 3 次印刷
定价：120.00 元

序

超声内镜（endoscopic ultrasonography，EUS）是消化领域重要的前沿技术，而小探头超声内镜（俗称"小超"）与环扫和扇扫超声内镜相比，其操作简单、易于掌握，可以在内镜检查的同时对目标部位进行扫查，特别是对于消化道黏膜下病变，可帮助内镜医生做出初步意向性诊断，为下一步治疗方法的选择提供重要依据。通过小探头超声内镜还可以对消化道肿瘤的分期进行评估，也可以沿导丝进入胆胰管对胆胰病变进行诊断，是环扫或扇扫超声的有益补充。

贾欣永教授长期从事消化内镜的临床和科研工作，率先在山东省内提出消化内镜专业化理念，致力于消化内镜技术规范化、专业化，以及消化内镜医生同质化培训，推动消化内镜技术推广、下沉。贾教授带领的团队结合临床实际，总结了小探头超声内镜下数十种病变的表现，并梳理出了各种病变的特征编成本书。本书图片精美、资料翔实，非常适合初学者。

除此以外，编者团队还总结了不同部位、不同病变的小探头超声内镜的操作特点，形成了规范的流程，从而保证了操作的安全性和高效性。

超声内镜技术具有很强的实践性。该书的编者团队由一线内镜医生、麻醉医生和专业内镜护士组成，这些消化内镜工作者从各自角度阐述了"小超"的方方面面，为初学者提供了超声内镜的学习捷径，可帮助其快速提高操作技术和图像解读能力。

故此，我愿意将本书推荐给广大同道，相信本书对从事消化内镜工作的各级医生均有很大帮助。

山东第一医科大学附属省立医院　刘吉勇
2022年5月

前　言

　　超声内镜是消化内镜和超声技术的结合，在消化道疾病的诊断、治疗方面发挥着重要作用，小探头超声内镜是其中一种，俗称"小超"，可以在消化内镜检查中根据需要随时通过活检孔道到达消化道病变表面或附近，清晰显示病变的来源、层次、回声、大小及部分邻近器官或组织的毗邻关系等，在消化道肿瘤分期，以及消化道黏膜下病变来源层次判断方面发挥着重要作用，可为病变的诊断及下一步的治疗方法选择提供信息。

　　环扫和扇扫超声内镜（俗称"大超"）解剖复杂、学习难度大，小探头超声内镜学习简单、操作方便，即使较小病变，也可以精准定位、清晰显示，避免了"大超"无法精准定位病变的情况。小探头超声内镜还可以通过结肠镜对结肠任何部位进行扫查，这是"大超"无法比拟的优势。

　　如何获取清晰的小探头超声内镜图像；如何根据超声内镜下表现识别病变；如何保证小探头超声内镜操作安全，特别是麻醉状态下操作安全；如何清洗及保养小探头等，都是我们工作中需要面对及解决的问题，本书将通过不同章节详细阐述。

　　小探头超声内镜操作、诊断相对简单，此项技术特别适合基层医院开展。为了让更多的医生快速、规范地掌握小探头超声内镜技术，我们团队总结了10余年小探头超声内镜操作方面的经验及诊断流程，与大家分享。希望给大家的学习提供帮助，不当之处，请大家批评指正。

编　者

2022年4月

作者

主　审　贾欣永[1]

主　编　董海燕[1]　李国栋[1]　吴善彬[1]　张钰坪[1]

副主编　于栋娟[2]　卢　艳[1]　任洪波[1]　杜山鹏[3]
　　　　张秀斌[1]　张　燕[1]　张　振[1]　庞秋萍[1]
　　　　武　帅[1]　赵国良[1]　郭　蕾[1]

编　者（以姓氏笔画为序）

马忠玲[4]　王　群[5]　王毅红[1]　亓　亮[6]
尹立波[1]　申艳红[7]　申皓丹[1]　仪爱文[8]
吕　慧[1]　吕小燕[9]　孙　月[1]　孙传玉[1]
苏淑芬[1]　李　杰[1]　李　潘[1]　李召宝[1]
李洁蕾[1]　杨　杰[10]　宋　涵[1]　张　霞[1]
张兰腾[1]　张秀娟[1]　张林祥[11]　陈宝和[2]
武　卫[1]　季　华[12]　周　荃[1]　赵　璐[1]
修爱媛[1]　倪　洁[1]　高　放[13]　高　洁[1]
高广超[1]　高贵鹏[14]　曹慧聪[15]　康宗扬[14]
密夫丽[1]　程　友[1]　阚洪源[1]　翟海兰[1]

1. 山东第一医科大学第一附属医院（山东省千佛山医院）
2. 威海市中医院
3. 威海市胸科医院
4. 博山区中医院
5. 威海市立第三医院
6. 齐河县中医院
7. 聊城市退役军人医院
8. 东明县人民医院
9. 邹平市人民医院
10. 郓城诚信医院
11. 济南市莱芜人民医院
12. 新泰市第二人民医院
13. 济南市济阳区中医医院
14. 武城县人民医院
15. 新泰市第三人民医院

目 录

1 回声形成原理及组织学层次的对应关系 …………… 1

2 小探头超声内镜概述 ………… 3

3 小探头超声内镜的操作技巧及注意事项 …………… 5

4 不同疾病小探头超声内镜表现 ………………… 9
    4.1 平滑肌瘤 ………… 9
    4.2 间质瘤 ………… 14
    4.3 异位胰腺 ………… 16
    4.4 神经内分泌肿瘤 ………… 18
    4.5 脂肪瘤 ………… 20
    4.6 血管脂肪瘤 ………… 23
    4.7 食管血管瘤 ………… 25
    4.8 十二指肠囊肿 ………… 27
    4.9 结肠气囊肿症 ………… 28
    4.10 淋巴管瘤 ………… 30
    4.11 颗粒细胞瘤 ………… 31
    4.12 胃黏膜相关淋巴组织淋巴瘤 ………… 33
    4.13 滤泡性淋巴瘤 ………… 36
    4.14 深在性囊性胃炎 ………… 38
    4.15 错构瘤 ………… 39

4.16	十二指肠腺腺瘤	41
4.17	神经鞘瘤	43
4.18	胃神经束膜瘤	47
4.19	炎性纤维性息肉	48
4.20	血管球瘤	51
4.21	肠道子宫内膜异位症	53
4.22	碰撞瘤	55
4.23	弥漫性平滑肌瘤病	56
4.24	贲门失弛缓症	58
4.25	阑尾黏液性肿瘤	60
4.26	良性结肠狭窄	63
4.27	消化道转移癌	64
4.28	恶性黑色素瘤	67
4.29	消化道早期癌	69
4.30	食管癌并食管狭窄	78
4.31	胆胰管腔内超声	83

5 无痛超声内镜如何保障麻醉安全 ………… 86

6 小探头超声内镜检查的护理配合 ………… 88

回声形成原理及组织学层次的对应关系

小探头超声内镜可将消化道管壁显示为回声不同的5层结构，自黏膜层至浆膜层/外膜分别为高、低、高、低、高的回声层次，该影像由两种来源的回声构成：组织内部回声和界面高回声。

组织内部回声来源于散射，散射无特定方向，仅有一部分声波被探头接收，形成均质的超声影像，一般回声较低。消化道管壁中能引起回声增加的生物组织大分子包括胶原、纤维素、弹性蛋白、脂质等，因此消化道管壁中存在这些组织大分子的层次在超声内镜图像中呈高回声。

界面高回声是由于声波遇到声阻抗不同的组织界面时发生反射，回声强度取决于两组织间的声阻抗差异。若声波从高回声进入低回声，界面回声会增加高回声厚度，减小低回声厚度；若声波从低回声进入高回声，界面回声无法从高回声中区分出来，对声像厚度无影响。

因此，超声内镜显示的5层回声结构是各层组织内部回声被界面高回声隔开而形成的，并非与解剖学5层结构（黏膜层、黏膜肌层、黏膜下层、固有肌层、浆膜/外膜层）一一精确对应。实际对应关系应为：第一层高回声对应界面层和黏膜浅层，第二层低回声对应黏膜深层，第三层高回声对应黏膜下层和部分固有肌层浅层，第四层低回声对应固有肌层深层，第五层高回声对应浆膜层和浆膜下脂肪（图1-1）。

随着小探头超声内镜的频率增加，固有肌层内环肌和外纵肌之间可显示一界面高回声而形成7层结构。另外，若黏膜固有肌层和黏膜肌层之间可显示一界面高回声，则可形成9层结构。

根据回声高低，可将人体组织分为5种声学类型：无回声、低回声、等回声、高回声、强回声。

无回声

均匀的液性物质，内部不存在声学界面，不产生回声，如囊液、血液、胆汁。

低回声

组织成分单一均匀，声学界面少，回声少，如肌纤维。

等回声

组织成分稍多,声学界面多,回声多,如肝、脾。

高回声

组织成分杂乱,声学界面多,回声多,如血管壁。

强回声

声波几乎全部在界面反射,表现为强回声,后方伴声影,如气体、骨组织。

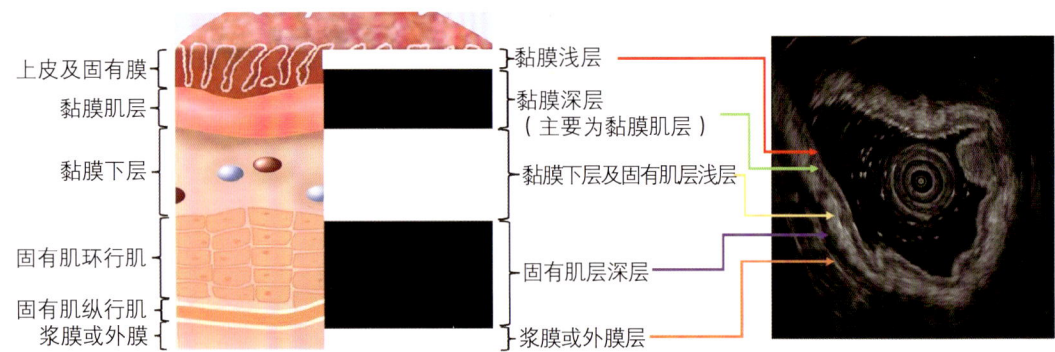

图1-1 消化道管壁组织学层次与超声内镜图像对应关系

小探头超声内镜概述

小探头超声内镜的适应证

消化道早期癌
帮助判断早期癌的浸润深度。

胃肠道黏膜下病变
帮助判断病变性质及来源层次。一般小于 2 cm 的黏膜下病变可选择小探头超声内镜，大于 2 cm 的病变需要应用环扫或扇扫超声内镜。

消化道狭窄病变
帮助判断狭窄的性质。

部分阑尾及周围病变
帮助了解阑尾有无肿胀、阑尾腔内部有无占位，但作用有限，需要结合其他阑尾影像学检查全面判断。

胆胰管疾病
管腔内超声检查术（intraductal ultrasonography, IDUS）可帮助判断胆胰管腔内病变性质。

小探头超声内镜的种类

小探头超声内镜的种类有很多，以奥林巴斯小探头超声内镜为例，可以分为标准型、通导丝型、带水囊型和三维小探头超声内镜。各类型频率、外径、长短亦有不同，见表1-1。

表1-1 超声小探头常见类型及特点

型号	外径（mm）	频率（MHz）	长度（mm）	特点	图示
UM-2R	2.4	12	2 050	常规	
UM-3R	2.4	20	2 050	常规	

（续表）

型号	外径（mm）	频率（MHz）	长度（mm）	特点	图示
UM-BS20-26R	2.5	20	2 050	带水囊	
UM-G20-29R	2.2	20	2 050	通导丝	
UM-DG20-31R	2.2	20	2 050	三维、通导丝	
UM-DP12-25R	2.5	12	2 050	三维	
UM-DP20-25R	2.5	20	2 050	三维	

小探头超声内镜的选择

内镜发现病变后，需要小探头超声内镜扫查时，首先需根据部位及病变大小选择不同频率的小探头。通常，位于食管、十二指肠、结肠的病变，因管壁比较薄，常规选择分辨率高、穿透力弱的20 MHz小探头；而胃及直肠的病变因为壁比较厚，需要选择穿透力强的12 MHz小探头。但这并不是绝对的，如果食管、十二指肠或结肠病变体积较大，为了能够全面了解病变特征，也需要选择穿透力强的12 MHz小探头；为了能更精细地分辨消化道早期癌的浸润深度，通常选择分辨率高的20 MHz小探头。胆管或是胰管病变可以选择IDUS进行扫查。食管上段病变注水后容易引起患者误吸，可选择带水囊的小探头。

超声小探头长期使用后换能器前端部分会延长（图2-1），这不利于对胃底穹隆等与超声探头相垂直的部位病变进行超声检查，因此，这些部位的超声检查宜选用新的换能器前端较短的小探头超声内镜。

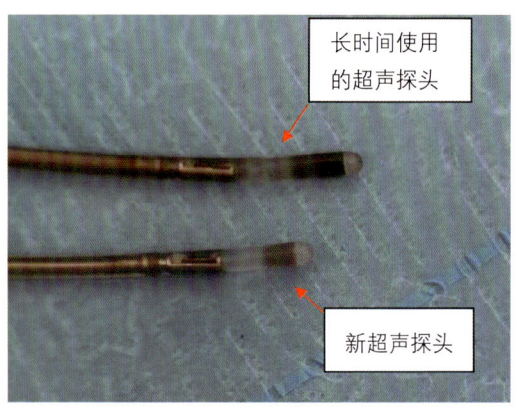

图2-1 超声小探头内镜换能器前端部分使用前后对比：长期使用后换能器前端部分会延长

小探头超声内镜的操作技巧及注意事项

小探头超声内镜的基本操作及报告书写

小探头超声内镜的基本操作

小探头超声内镜操作前先冲洗消化道管腔，保证黏膜清洁，对于黏膜下病变可先用活检钳触诊并留痕。操作时一般先注水没过病变，再将探头头端的转子置于病变表面，使探头与病变平行，且不要压迫病变进行扫查。为了快速判断病变在超声图像上的位置，开启画中画功能，将超声探头靠近病变，观察超声图像上对应超声探头移动的方向，即为病变所在方位。扫查时可以上下、左右微微调整探头位置，以便获取病变的全面信息。病变较小时，探头可以直接在病变表面进行扫查；病变较大时，可以遵循边缘—中间—边缘的扫查路线，先从病变边缘进行扫查，明确病变起源层次，然后将探头慢慢移向病变中间，了解病变内部回声情况，必要时可以用探头压迫病变，了解病变远端情况。操作过程中及时标记、测量和存储典型超声图像。并且要善于应用系统的辅助功能获得最佳的超声图像，其中常用的有增益及对比度的调整（图3-1，图3-2）。

小探头超声内镜通过弯曲度较大的镜身时，钳道阻力大，极易受损，因此插入时内镜镜身尽量取直，特别是观察胃底病变时，应先将镜身取直，将探头头端伸出镜身少许，再翻转镜身靠近病变扫查。在IDUS插入过程中，由于十二指肠镜抬钳器容易损伤小探头，故尽量依靠大螺旋代替抬钳器。另外，操作过程中注意控制气体量，过多的气体注入时病变不易完全浸入水中，还可能诱发患者恶心、呃逆，增加误吸风险。

小探头超声内镜报告书写

小探头超声内镜报告书写应包括：病变部位、病变大小、来源层次、病变回声、内部回声是否均匀、有无包膜、包膜是否完整、病变处其余管壁层次有无异常等。

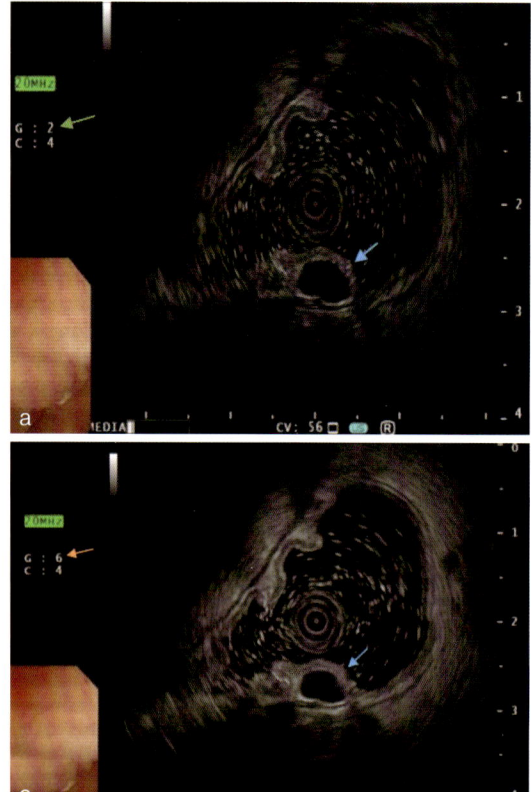

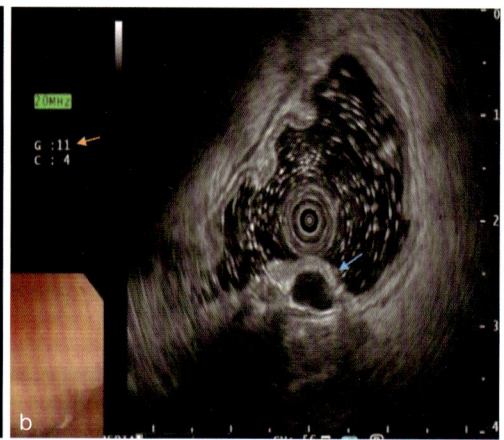

图3-1 增益调整对超声图像的影响。a. 对比度相同的情况下,增益为2时,整体图像偏暗,病变表面黏膜层与黏膜肌层分界不清晰;b. 增益为11时,图像中噪点过多,表现为过高的回声,病变处黏膜层与黏膜肌层分界亦不清晰;c. 增益为6时,病变处各层次分界比较清晰

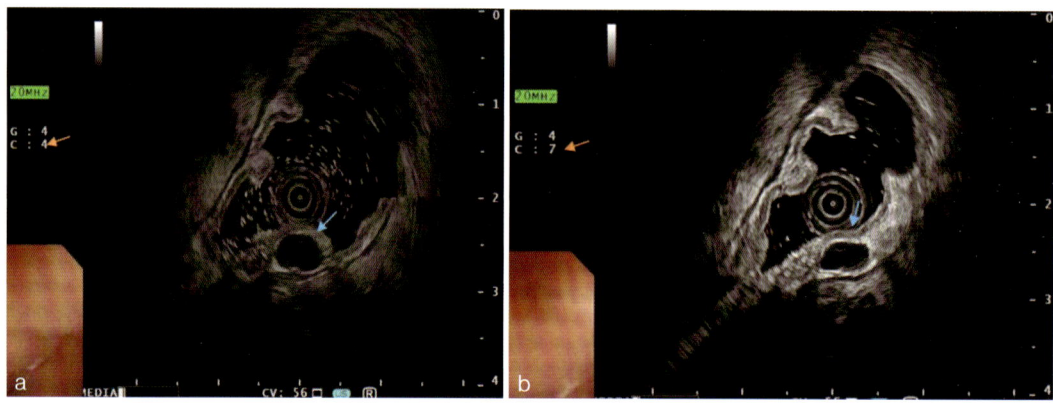

图3-2 对比度调整对超声图像的影响。a. 相同增益的情况下,对比度为4时,虽能大体判断病变层次,但黏膜层、黏膜肌层、黏膜下层分界较模糊;b. 对比度调整至7时,亮暗对比更加明显,病变处各层次分界更加清晰

不同部位小探头超声内镜的操作技巧及注意事项

食管上段

位置较高，小探头超声内镜扫查操作困难，不易获得高质量的超声内镜图像，原因有二：一是清醒患者容易恶心，水不容易保留；二是麻醉患者注水后误吸风险高。

技巧如下：①内镜医生动作熟练、操作轻柔；②应抬高麻醉患者床头，麻醉深度要足；③超声扫查前先用活检钳在病变表面做咬痕标记，便于识别；④注水前尽量吸掉多余空气；⑤按压胃镜注水阀注水，避免用注水泵，水压过大、水量过多容易导致误吸，尽量用最少量的水获取最满意的超声图像；⑥亦可使用带水囊的超声内镜。

食管中段

可参考上述方法，适当增加注水量。

食管下段近贲门

不容易储存水，胃镜可以先进入胃内，将胃内气体充分吸引后，注适量水。退镜至食管下段或贲门，通过胃镜吸引，将水吸引至病变处进行扫查，同时可直接在食管内适量注水。

胃底

胃底穹隆病变超声操作比较困难，正镜不易显示病变，翻转镜身后视野好，但胃底穹隆处探头很难与病变平行，大多与病变垂直，操作困难，易折损探头，操作时应格外注意。一般可先将探头伸出至病变远端，回拉探头，让探头与病变成一锐角，避免折损探头。若病变位置比较靠近贲门，探头很难靠近，最好选用弯曲度好、通道大的内镜，便于靠近病变及注水。如果翻转镜身后探头仍不能靠近病变，可正镜在贲门下扫查。

胃体

胃体超声扫查相对简单，一是容易与探头方向平行，二是比较容易储存水，但胃腔较大，扫查胃体病变时需要的水量比较多。应该注意几点：①注水前适当吸气；②注水时需抬高床头，保持足够的麻醉深度；③注水后待气泡消散，或是直接吸掉气泡，将探头没入水中对准病变进行扫查；④一些较小病变，吸气后会被埋没在胃体皱襞内，为保证吸气后仍能看到病变，最好在注水前用活检钳做好标识。

胃窦

胃窦大弯是胃窦超声操作相对困难的部位。胃镜检查通常为左侧卧位，胃窦大弯处于相对高位。要想将水覆盖到胃窦大弯，需将全胃注满水，因此注水量特别大。清醒患者一般难以耐受，可能会出现恶心、腹胀等不适，而麻醉患者误吸风险增加。对内镜医生来说，最困难的就是要保持注水量和患者安全的平衡。找到这个平衡点以后，做起来就会相对简单。所以，位于胃窦大弯的病变特别需要注意以下两点：一是做好标记，二是通过充分吸气减少超声需要的水量，在此基础上进行注水完成病变扫查。

十二指肠球部

十二指肠球部有些部位与胃底一样，探头容易折损，这种情况下可选用与胃底病变类似的方法。即将探头伸出至病变远端，回拉探头，让探头与病变成一锐角，避免折损探头。注水没过病变，进行扫查。

而在探头容易到达的位置，通过注水即可操作。注意：注水前，应尽量吸引胃腔及球腔内气体，避免反流，造成误吸。

十二指肠降段

十二指肠降段蠕动较快，存水困难。因此，术前常规应用解痉药减少肠蠕动十分有必要。蠕动减少后相对容易存水，超声操作也相对容易。但同时应注意也存在反流、误吸风险，操作过程中要注意控制气体及水量。

结直肠

与上消化道不同的是，针对肠道病变进行超声检查时不用担心误吸的风险，因此可以充分注水，操作起来比较容易，但要注意以下几点：①肠道准备较差时，应先反复冲洗、吸引，至肠道清洁后，注入脱气水，水浸法进行检查；②肠道气泡较多时，需先用配有祛泡剂的水溶液进行冲洗，将气泡全部祛除后再注入脱气水进行操作；③病变位置较高不易存水时，可以通过变换体位来使病变浸入水中；④盲肠尤其是阑尾瓣处与探头垂直，是相对困难的位置，容易折损小探头，这种情况下可以先将探头置于病变的一侧，然后回拉探头、吸气，让探头与病变成锐角，充分注水进行扫查。

不同疾病小探头超声内镜表现

4.1 平滑肌瘤

消化道平滑肌瘤（leiomyoma）是常见的消化道非上皮良性肿瘤，起源于消化道黏膜肌层、黏膜下层或固有肌层。该病全消化道均可见，食管处较为常见，其次是贲门及胃体，再次是结直肠。消化道平滑肌瘤患者多无症状，常在内镜检查过程中发现，体积较大的食管平滑肌瘤可导致患者吞咽困难。病变起源于黏膜肌层者隆起多比较明显，而起源于固有肌层者多表现为缓坡隆起。

小探头超声内镜表现：平滑肌瘤可起源于黏膜肌层、黏膜下层或固有肌层，为均质低回声光团，有包膜，部分形态不规则的平滑肌瘤包膜呈分隔样高回声影，是由于不规则三维结构扭曲折叠所致（这可以作为平滑肌瘤与间质瘤或神经鞘瘤的一个鉴别点），其余管壁结构层次清晰。

典型病例

病例1：患者，男，55岁，因"脐周疼痛2个月余"就诊。
【诊断及治疗过程】
见图4-1-1~图4-1-4。

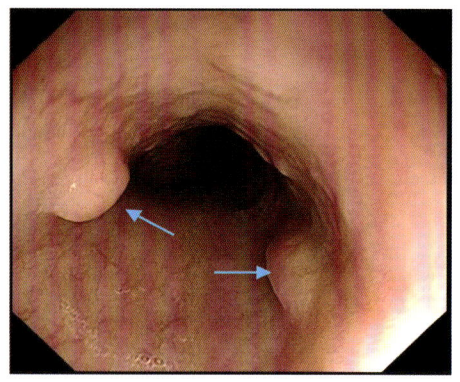

图4-1-1 食管距门齿23 cm见2处直径0.4~0.5 cm隆起性病变，表面光滑，触之质韧，可活动

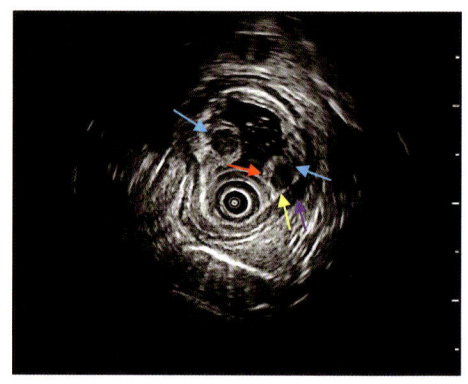

图4-1-2 小探头超声内镜：隆起处黏膜层（红色箭头）、黏膜下层（黄色箭头）和固有肌层（紫色箭头）清晰、连续，黏膜肌层见低回声光团（蓝色箭头），回声均质，有完整包膜

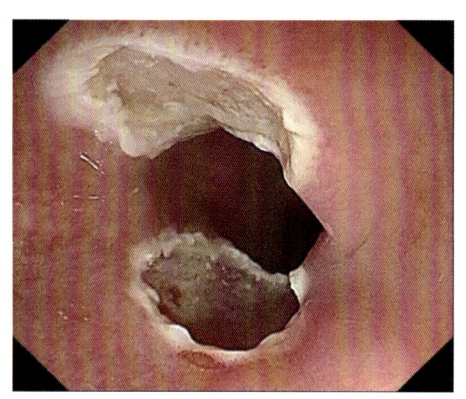

图4-1-3 内镜下切除后

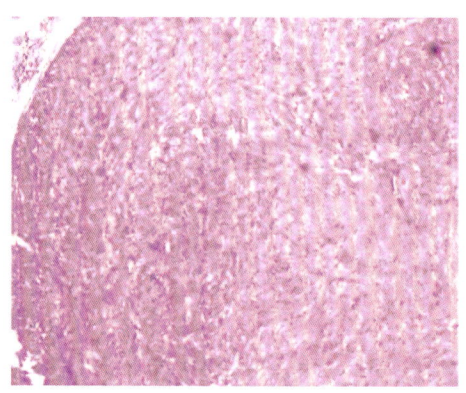

图4-1-4 术后病理：平滑肌瘤。免疫组化染色：SML（+）、CD117（-）、CD34（血管+）、DOG1（-）、S100（-）、SDHB（-）、Ki-67<1%

病例2：患者，女，51岁，既往体健。查体发现食管隆起。

【诊断及治疗过程】

见图4-1-5~图4-1-9。

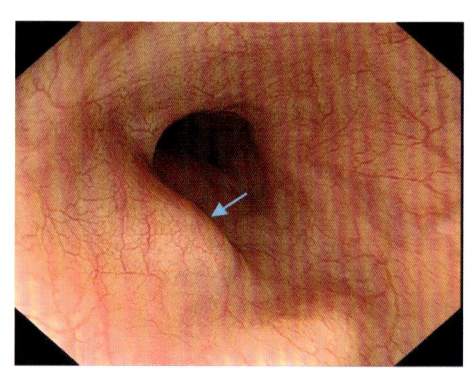

图4-1-5 白光内镜：距门齿30 cm见一缓坡直径约1.0 cm隆起（蓝色箭头），表面光滑

4 不同疾病小探头超声内镜表现

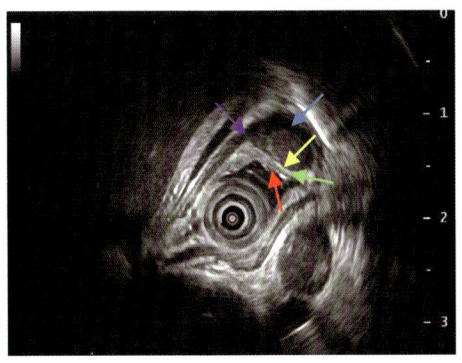

图4-1-6 小探头超声内镜：病变（蓝色）呈低回声，来源于固有肌浅层（紫色箭头），隆起处黏膜层（红色箭头）、黏膜肌层（绿色箭头）、黏膜下层（黄色箭头）清晰、连续

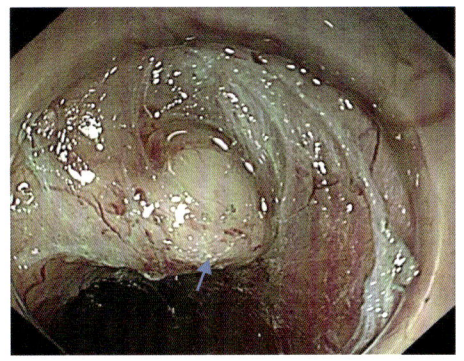

图4-1-7 行隧道法内镜黏膜下肿物切除术（submucosal tunnel endoscopic resection, STER），术中见瘤体（蓝色箭头）源于固有肌层

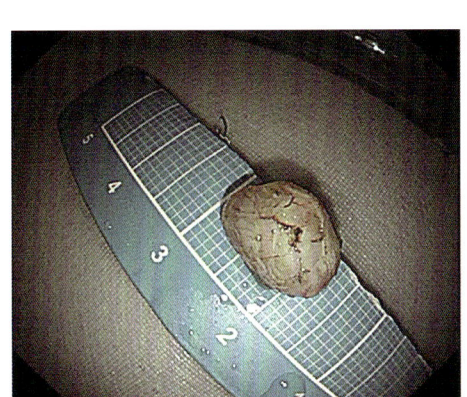

图4-1-8 切除标本

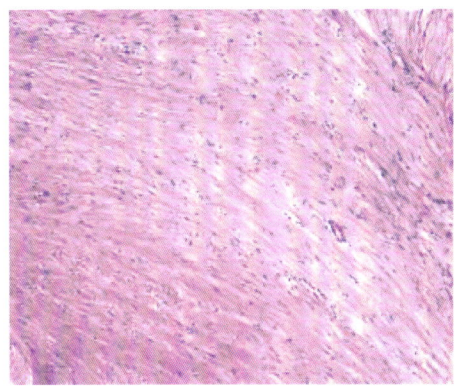

图4-1-9 术后病理：（食管）平滑肌瘤，体积：1.0 cm×0.8 cm×0.7 cm。免疫组化染色：SMA（+）、CD117（−）、DOG（−）、CD34（−）、S-100（−）、Ki-67<1%

病例3：患者，男，46岁，查体发现胃体黏膜下病变。

【诊断及治疗过程】

见图4-1-10~图4-1-14。

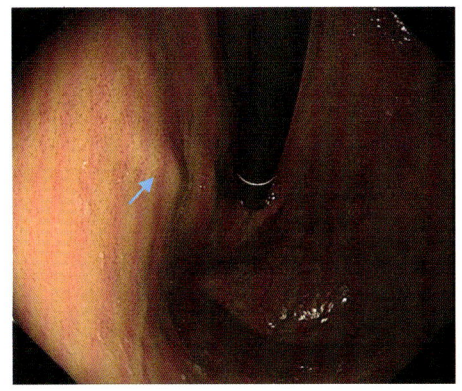

图4-1-10 胃体后壁见一直径约1.2 cm隆起性病变，表面黏膜光滑，活检钳触之质地硬，可活动

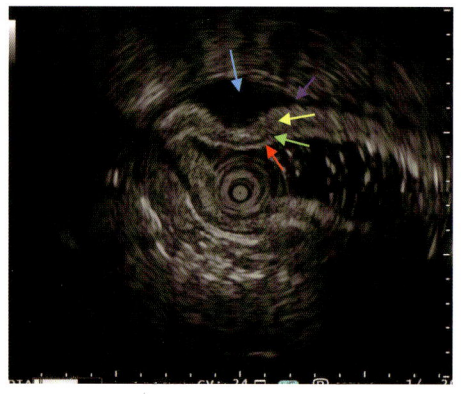

图4-1-11　小探头超声内镜：病变（蓝色箭头）呈低回声，回声均质，源于固有肌层（紫色箭头），表面黏膜层（红色箭头）、黏膜肌层（绿色箭头）和黏膜下层（黄色箭头）完整连续

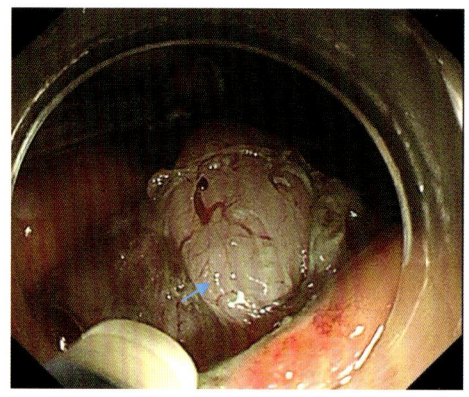

图4-1-12　行内镜黏膜下剥离术（endoscopic submucosal dissection，ESD）治疗，固有肌层见白色瘤体

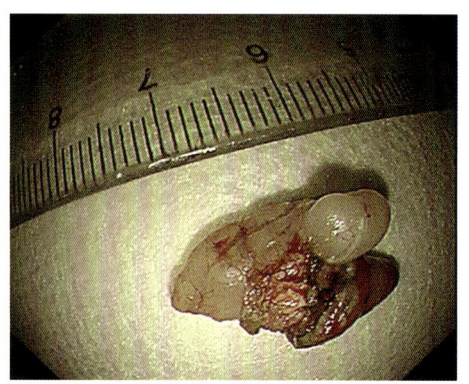

图4-1-13　完整切除瘤体

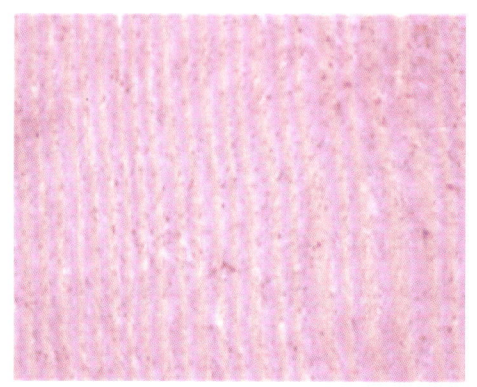

图4-1-14　术后病理：（胃体）平滑肌瘤，体积为1.5 cm×0.7 cm×0.4 cm。免疫组化染色：SMA（+）、CD117（-）、DOG（-）、CD34（-）、S-100（-）、Ki-67<1%

病例4：患者，男，60岁，因"结肠息肉切除后6年"复查肠镜。

【诊断过程】

见图4-1-15~图4-1-18。

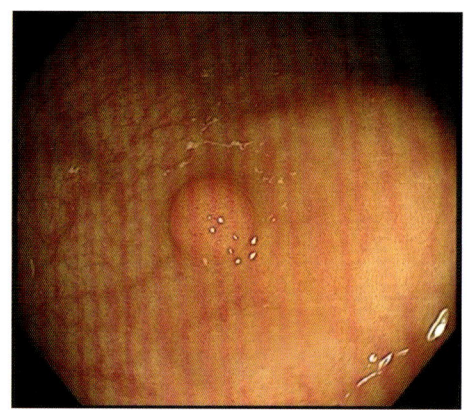

图4-1-15　乙状结肠见一直径约0.5 cm隆起性病变，表面光滑，触之可活动

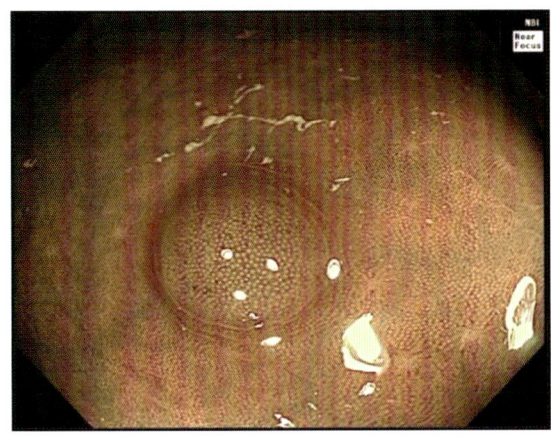

图4-1-16 窄带成像技术（narrow-band imaging, NBI）观察见Pit Pattern呈Ⅰ型，与周围黏膜相同

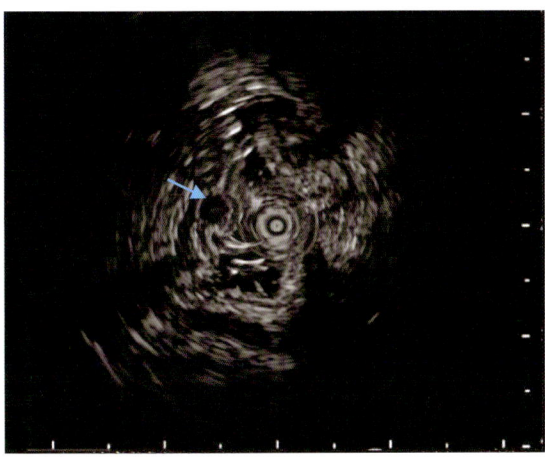 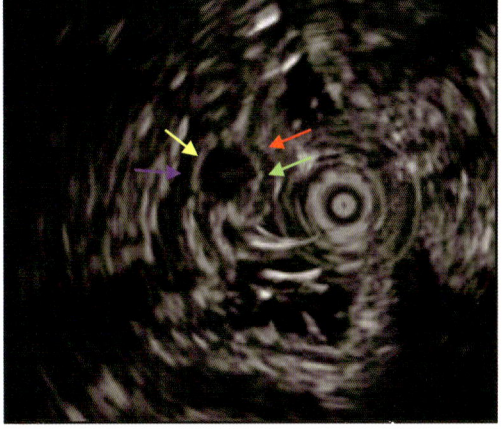

图4-1-17 小探头超声内镜：隆起处黏膜层（红色箭头）、黏膜肌层（绿色箭头）和固有肌层（紫色箭头）清晰、连续，黏膜下层（黄色箭头）见低回声光团（蓝色箭头），回声均质，有完整包膜

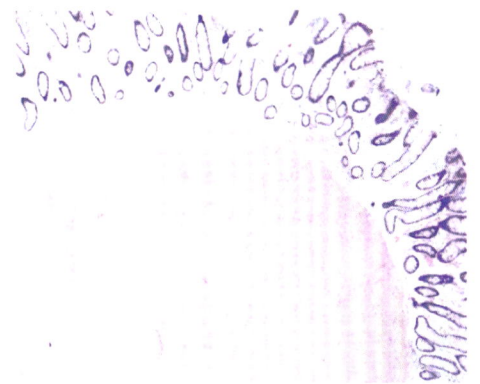

图4-1-18 术后病理：（乙状结肠）符合平滑肌瘤，未累及切除面

参考文献

［1］王伟,施新岗,金震东,等.上消化道黏膜下肿瘤内镜治疗的关键问题分析［J］.中华消化内镜杂志, 2017, 34(11): 5.

［2］KHAN S, ZHANG R, FANG W, et al. Reliability of endoscopic ultrasound using miniprobes and grayscale histogram analysis in diagnosing upper gastrointestinal subepithelial lesions ［J］. Gastroenterology Research and Practice, 2020, 2020(2): 1-9.

4.2 间质瘤

胃肠道间质瘤（gastrointestinal stromal tumor，GIST）是胃肠道最常见的间叶组织源性肿瘤，均有恶性倾向，根据恶性程度分为：极低危、低危、中危及高危四种类型。胃肠道间质瘤最常见于胃（60%）及小肠（20%~30%），也可见于结直肠和食管。胃肠道间质瘤组织学分型包括：梭形细胞型（70%）、上皮样细胞型（20%）及梭形细胞—上皮样细胞混合型（10%）。

小探头超声内镜下胃肠道间质瘤通常起源于固有肌层，少部分起源于黏膜肌层，极低危险度和低危险度胃肠道间质瘤通常呈均质低回声光团、边界清晰。中危险度和高危险度胃肠道间质瘤可有表面破溃、内部坏死，超声内镜可见肿块边界不清晰、囊样改变、点片状高回声、回声不均质等表现。

典型病例

患者，女，61岁，体检行胃镜检查于胃窦大弯侧见一缓坡隆起。

【诊断及治疗过程】

见图4-2-1~图4-2-5。

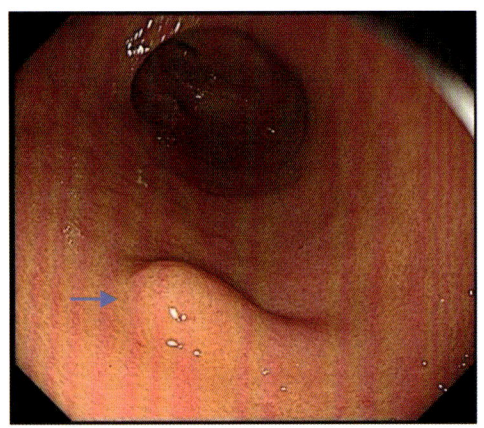

图4-2-1 胃窦大弯侧见一大小约1.0 cm×1.5 cm缓坡隆起，表面光滑，触之韧，活动度差

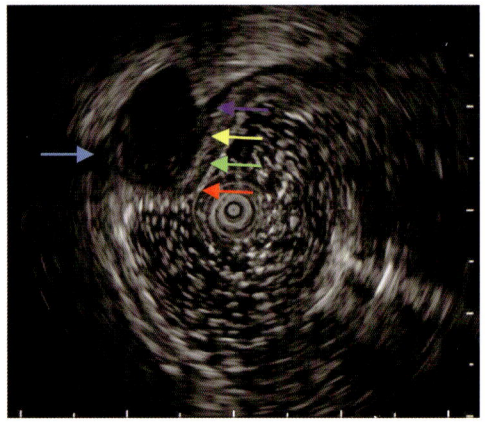

图4-2-2 小探头超声内镜见病变源于固有肌层，呈均质低回声，边界清晰，混合型生长，余胃壁层次结构清晰（红色箭头为黏膜层，绿色箭头为黏膜肌层，黄色箭头为黏膜下层，紫色箭头为固有肌层）

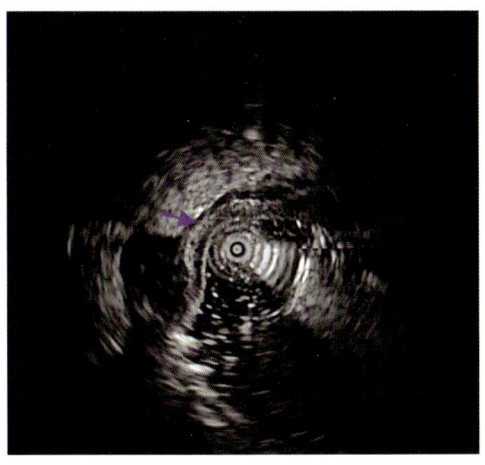

图4-2-3　在瘤体边缘扫查见低回声光团与固有肌层延续

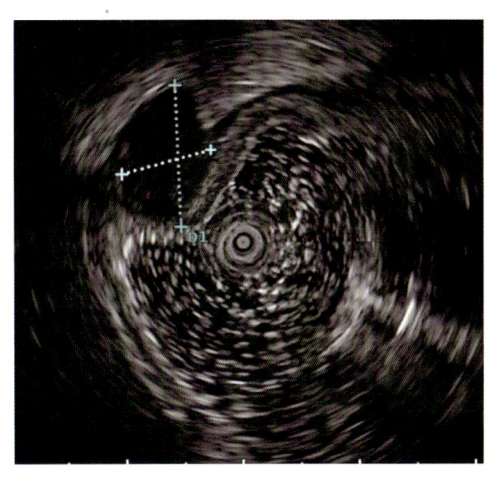

图4-2-4　测量最大截面7.9 mm×12.7 mm

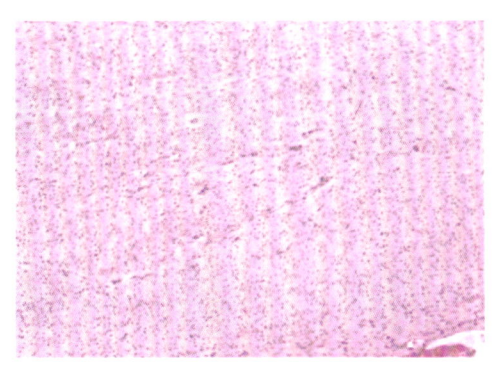

图4-2-5　行内镜下全层切除术（endoscopic full-thickness resection, EFR），术后病理示胃肠道间质瘤（梭形细胞型），极低危险。免疫组化染色：CD117（+）、CD34（+）、DOG1（+）、SDHB（+）、SMA（少量+）、S-100（-）、Ki-67（约1%）

参考文献

［1］中华医学会消化内镜学分会外科学组, 中国医师协会内镜医师分会消化内镜专业委员会, 中华医学会外科学分会胃肠外科学组. 中国消化道黏膜下肿瘤内镜诊治专家共识(2018版)［J］. 中华消化杂志, 2018, 38(8): 519-527.

［2］KIM GH, CHOI KD, GONG CS, et al. Comparison of the treatment outcomes of endoscopic and surgical resection of GI stromal tumors in the stomach: a propensity score-matched case-control study［J］. Gastrointestinal Endoscopy, 2020, 91(3): 527-536.

［3］中华医学会消化内镜学分会消化内镜隧道技术协作组, 中国医师协会内镜医师分会, 北京医学会消化内镜学分会. 中国胃肠间质瘤内镜下诊治专家共识(2020, 北京)［J］. 中华消化内镜杂志, 2021, 38(7): 505-514.

4.3 异位胰腺

异位胰腺（ectopic pancreas）是一种先天性发育畸形，是孤立的胰腺组织处于异常位置而与正常的胰腺没有相关的解剖学、血管或神经连续性，但具有腺泡和胰岛细胞形成、导管发育和独立的血液供应组织学特征的组织。异位胰腺发病率仅为0.11%~14.0%。该病可发生于任何年龄，男女发病率之比为2∶1。最常见的存在位置是胃、十二指肠、空肠。

小探头超声内镜下病变一般来源于黏膜下层，大部分呈中低回声，颗粒样改变，不均质，部分可见管状或不规则无回声区；无包膜，边界不清晰，可累及黏膜层、固有肌层和（或）浆膜层。异位胰腺组织边缘存在腺泡组织的小叶结构，所以超声内镜下边界不规则。

典型病例

病例1：患者，男，56岁，上腹部烧灼感入院。

【诊断及治疗过程】

见图4-3-1~图4-2-6。

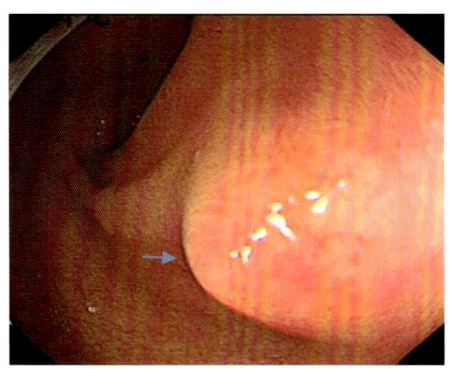

图4-3-1 球部后壁见一直径约0.8 cm缓坡隆起，表面色黄

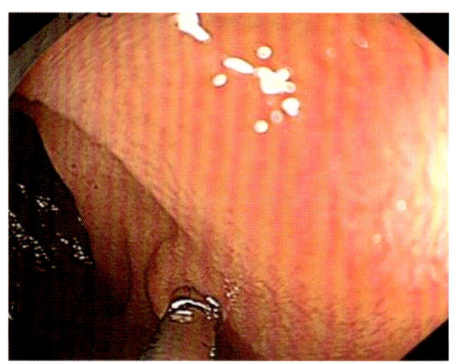

图4-3-2 活检钳触之韧，活动差

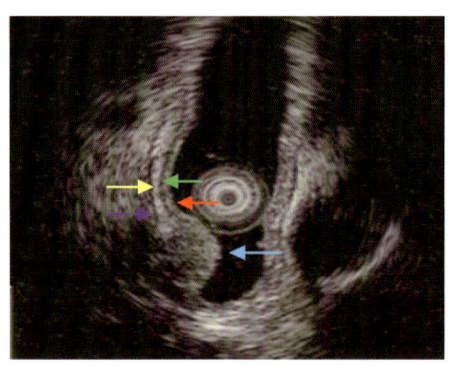

图4-3-3 超声示源于黏膜下层中低回声光团，内部回声不均质，颗粒感，无包膜（蓝色箭头），病变边缘处管壁层次显示清晰（红色箭头示黏膜层，绿色箭头示黏膜肌层，黄色箭头示黏膜下层，紫色箭头示固有肌层）

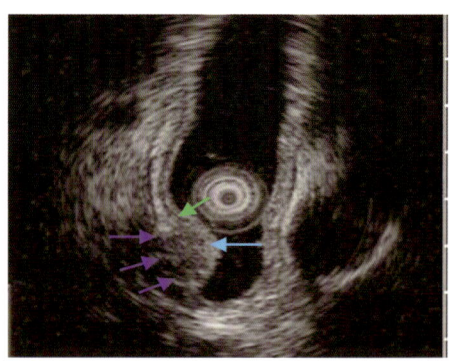

图4-3-4 病变边缘黏膜肌层（绿色箭头）清晰可见，中央处似有中断（蓝色箭头），固有肌层（紫色箭头）隐约可见

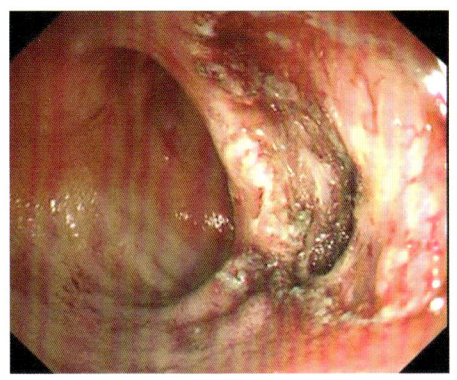

图4-3-5 患者切除意愿强烈,遂内镜下切除

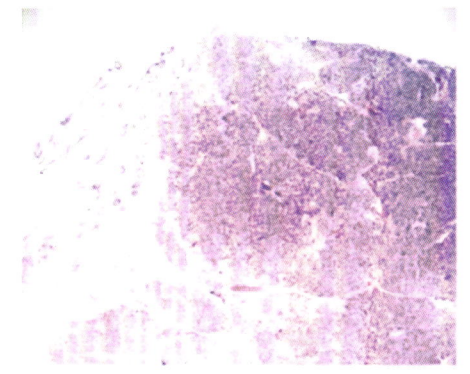

图4-3-6 术后病理:异位胰腺组织

病例2:患者,男,34岁,查体发现胃体隆起。

【诊断及治疗过程】

见图4-3-7~图4-3-11。

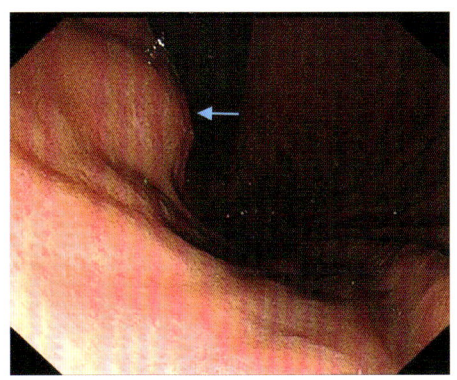

图4-3-7 胃体小弯侧可见约1.5 cm×2.5 cm大小缓坡隆起,活检钳触之韧

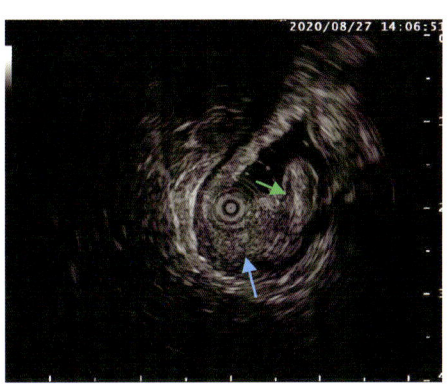

图4-3-8 小探头超声内镜示隆起表面黏膜肌层(绿色箭头)清晰,病变源于黏膜下层,呈中低回声(蓝色箭头),无法显示全貌

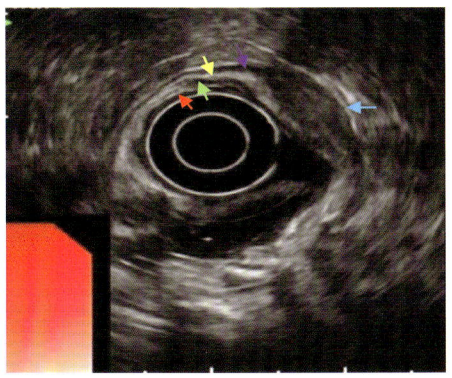

图4-3-9 更换环扫超声示病变(蓝色箭头)源于黏膜下层,呈中低回声,内部回声欠均匀,部分区域与固有肌层紧密相压(红色箭头示黏膜层,绿色箭头示黏膜肌层,黄色箭头示黏膜下层,紫色箭头示固有肌层)

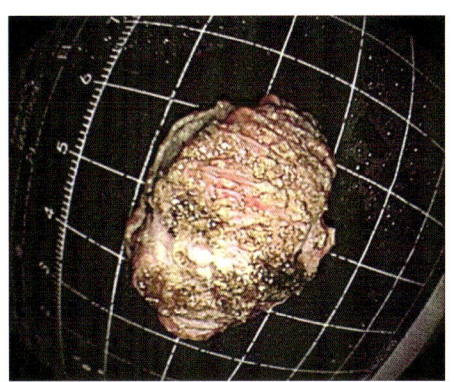

图4-3-10 内镜下切除标本

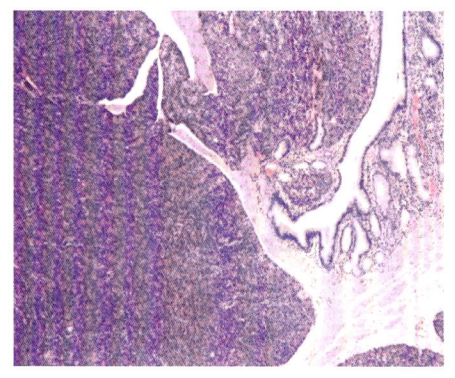

图4-3-11　术后病理：异位胰腺组织

参考文献

［1］王莉,陈建平,陈炳芳,等.超声胃镜在异位胰腺中的诊断价值［J］.中华消化内镜杂志,2014,31(9):533-534.

［2］邝胜利,周炳喜,杨玉秀,等.胃异位胰腺的内镜超声图像特征分析［J］.中华超声影像学杂志,2011(6):499-501.

4.4　神经内分泌肿瘤

神经内分泌肿瘤（neuroendocrine neoplasms，NENs）是起源于弥漫性神经内分泌系统分泌细胞的异质性肿瘤，好发部位为胃、肠、胰腺。

小探头超声内镜典型表现：起源于黏膜深层或黏膜下层的低回声占位，内部均匀低回声；有颗粒感，无包膜。如病变侵入固有肌层或区域淋巴结肿大，提示病变具有恶性行为。

典型病例

病例1：患者，男，56岁，因"腹胀不适1周"于本科行胃肠镜检查。

【诊断过程】

见图4-4-1~图4-4-4。

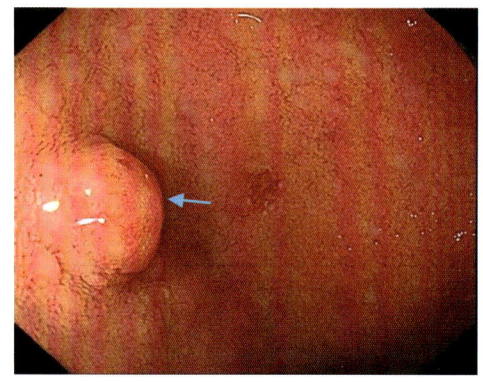

图4-4-1　十二指肠球部见直径约0.4 cm隆起，表面光滑，可见爬行微血管，活检钳触之韧，无明显活动

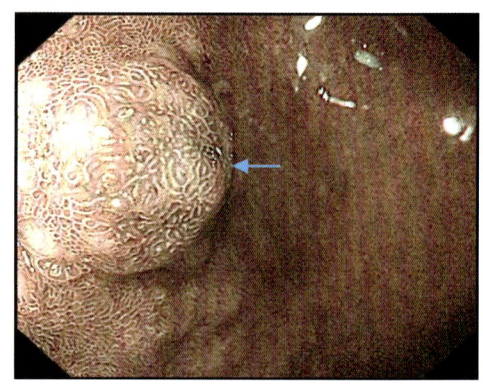

图4-4-2　NBI放大示部分腺管拉长

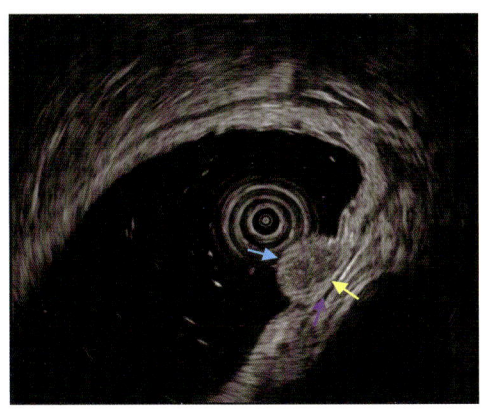

图4-4-3 小探头超声内镜示病变（蓝色箭头）来自黏膜深层，呈低回声，有颗粒感，边界清晰，无包膜，形态规整，病变下方黏膜肌层显示不清，黏膜下层受压变薄（黄色箭头），固有肌层（紫色箭头）完整连续。黏膜下层受压变薄提示内镜切除时剥离层次尽量贴近固有肌层或包含部分固有肌层

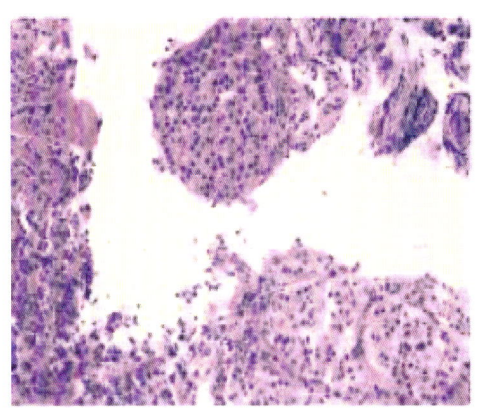

图4-4-4 活检病理：神经内分泌肿瘤（G1），未见明确核分裂象

病例2：患者，男，32岁，"腹胀不适1年余"行胃肠镜检查。

【诊断及治疗过程】

见图4-4-5~图4-4-9。

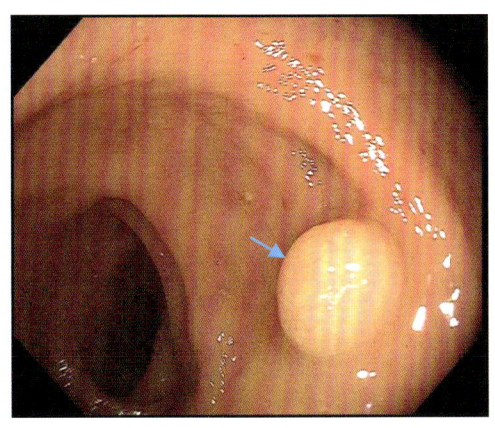

图4-4-5 距肛门6 cm见1枚直径约0.5 cm半球状隆起，表面光滑，淡黄色

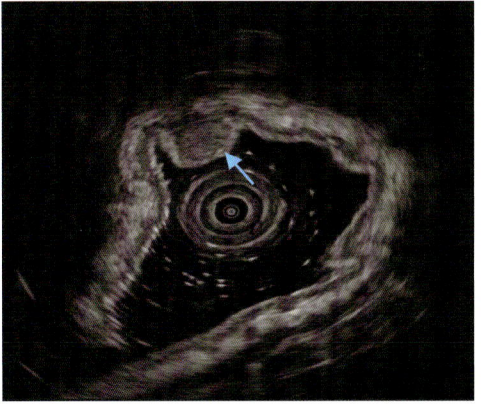

图4-4-6 小探头超声内镜：病变（蓝色箭头）源于黏膜深层，呈低回声，边界清晰，形态规整，无包膜

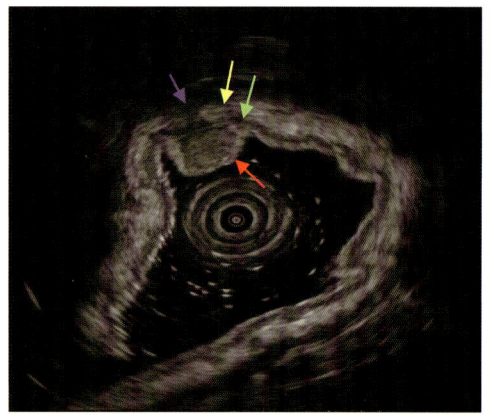

图4-4-7 病变表面黏膜层（红色箭头）及后方黏膜肌层（绿色箭头）、黏膜下层（黄色箭头）、固有肌层（紫色箭头）完整连续

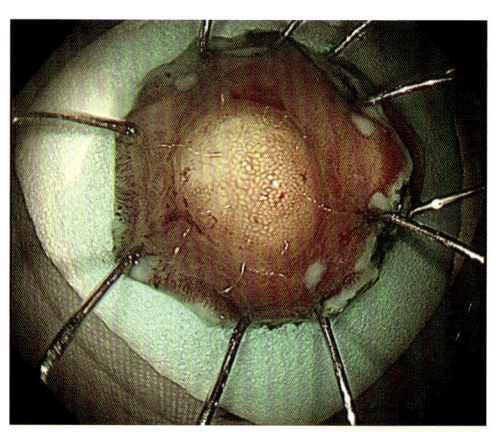

图4-4-8 内镜下行ESD治疗

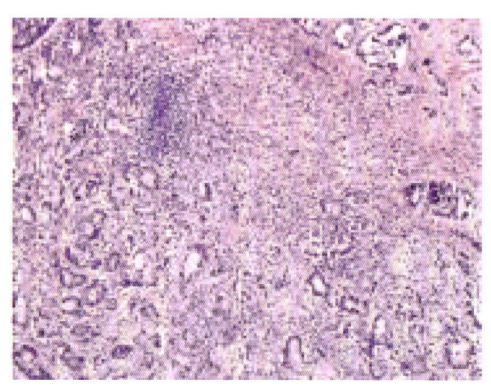

图4-4-9 术后病理：（直肠）神经内分泌肿瘤（G2）。免疫组化染色：CD56（+）、Syn（+）、SSTR2（+）、MGMT（+）、Ki-67（约5%）

参考文献

[1] WASHINGTON MK, GOLDBERG RM, CHANG GJ, et al. Diagnosis of digestive system tumors [J]. International Journal of Cancer, 2021, 148(5): 1040-1050.

[2] 中国胃肠胰神经内分泌肿瘤病理专家组. 中国胃肠胰神经内分泌肿瘤病理学诊断共识意见 [J]. 中华病理学杂志, 2021, 50(1): 14-20.

[3] 中国临床肿瘤学会神经内分泌肿瘤专家委员会. 中国胃肠胰神经内分泌肿瘤专家共识 [J]. 中华消化杂志, 2021, 41(2): 76-87.

4.5 脂肪瘤

胃肠道脂肪瘤是一种良性非上皮性肿瘤，病因不明，可发生于消化道任何部位，60%~75%位于结肠，罕见于食管及十二指肠，我科数据与相关研究相符合。胃肠道脂肪瘤90%~95%位于黏膜下层，5%~10%位于浆膜下。

小探头超声内镜下表现：黏膜下层均匀密集的中高回声光团，包膜完整，边界多清晰，瘤体较大时后方可伴衰减。白光内镜结合小探头超声内镜可以准确诊断，部分病变需要与血管瘤等病变相鉴别。

典型病例

病例1：55岁男性，健康查体行胃镜检查。

【诊断及治疗过程】

见图4-5-1~图4-5-7。

4 不同疾病小探头超声内镜表现

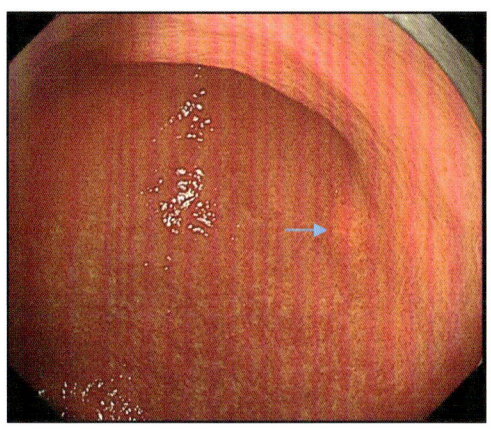

图4-5-1 胃窦后壁见一大小约0.5 cm×0.5 cm的缓坡隆起，表面黏膜同周边胃黏膜

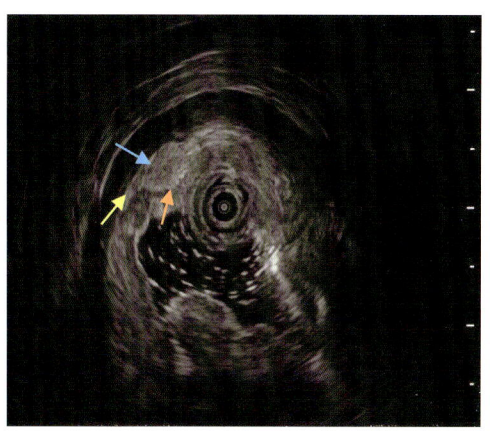

图4-5-2 小探头超声内镜：病变（蓝色箭头）源于黏膜下层（黄色箭头），呈中等偏高回声，包膜完整（橙色箭头）

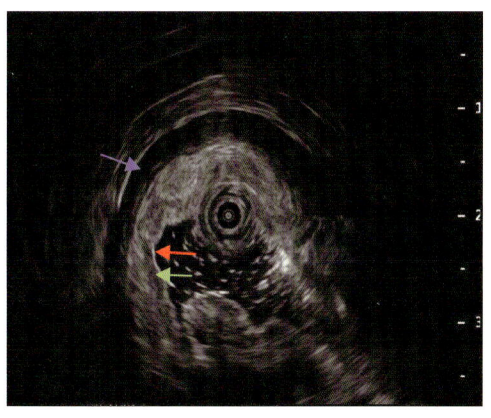

图4-5-3 黏膜层（红色箭头）、黏膜肌层（绿色箭头）及固有肌层（紫色箭头）显示清晰、连续

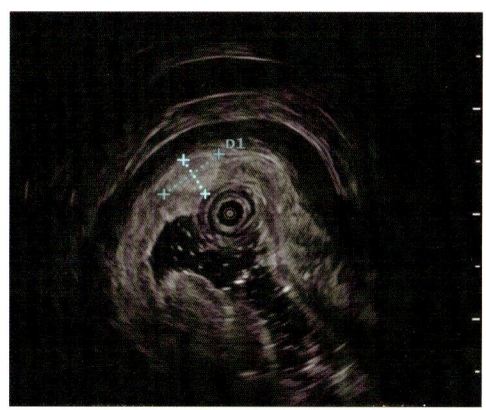

图4-5-4 测量隆起大小约0.5 cm×0.4 cm

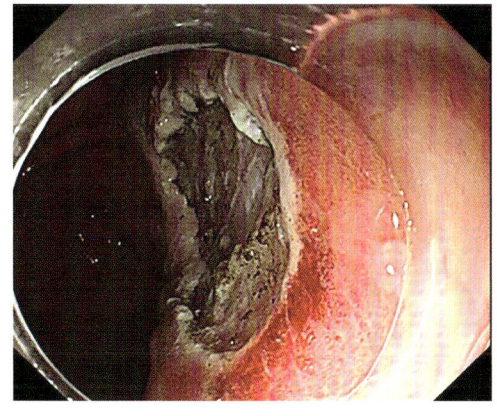

图4-5-5 患者强烈要求切除，ESD切除病变

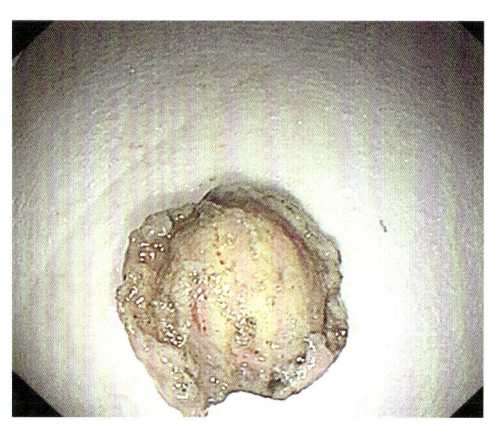

图4-5-6 切除瘤体

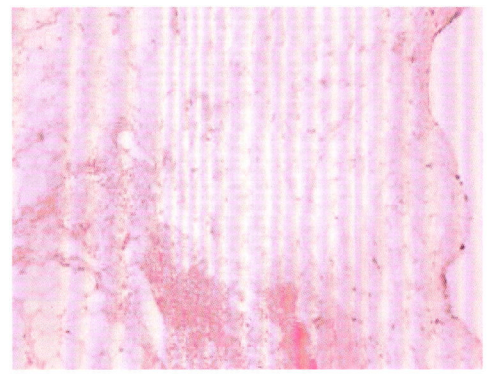

图4-5-7　术后病理：脂肪瘤

病例2：40岁男性，腹胀2个月余行结肠镜检查。

【诊断及治疗过程】

见图4-5-8~图4-5-14。

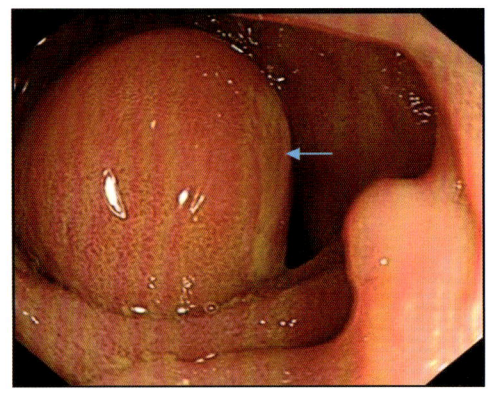

图4-5-8　回肠末端见一大小为2.5 cm×2.0 cm的隆起（蓝色箭头），表面黏膜光滑，同周边正常小肠黏膜

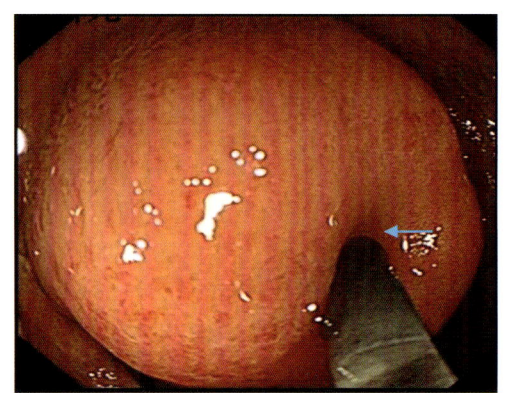

图4-5-9　反复观察隆起有蒂，表面黏膜光滑，淡黄色，触之凹陷，"枕头征"阳性（蓝色箭头）

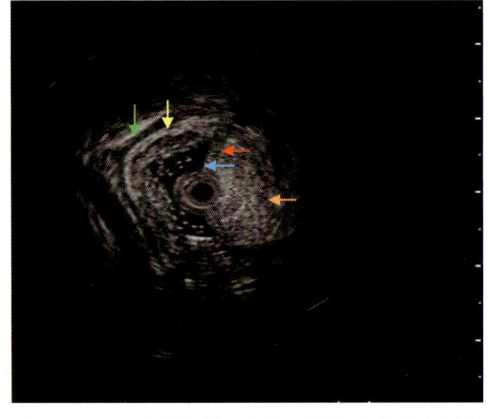

图4-5-10　小探头超声内镜：隆起病变呈高回声（橙色箭头），黏膜层（蓝色箭头）、黏膜肌层（红色箭头）、黏膜下层（黄色箭头）、固有肌层（绿色箭头）清晰可见

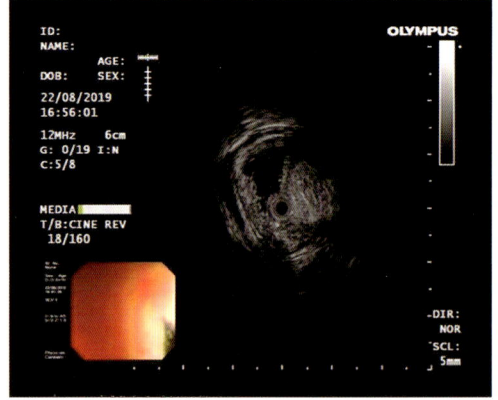

图4-5-11　瘤体较大，远场显示欠佳

4 不同疾病小探头超声内镜表现

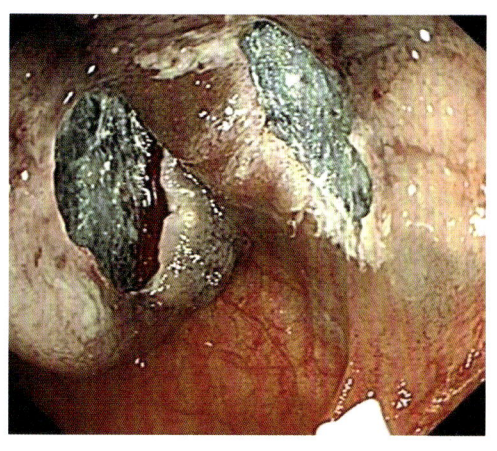

图4-5-12 患者有不全肠梗阻症状，行内镜下黏膜切除术（endoscopic mucosal resection, EMR）切除病变

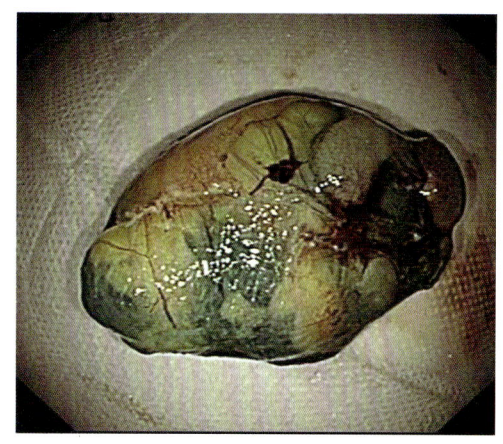

图4-5-13 术后标本见淡黄色脂肪组织

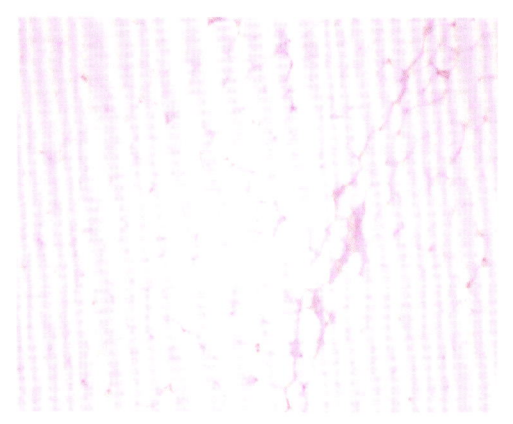

图4-5-14 术后病理：脂肪瘤

参考文献

[1] 吴巍, 范嵘, 谭继宏, 等. 内镜超声对消化道黏膜下肿瘤内镜术前评估的价值和局限性[J]. 中华消化内镜杂志, 2019, 36(7): 491-494.

[2] 周明东, 仝巧云, 袁晋华, 等. 消化道脂肪瘤的小探头内镜超声诊断[J]. 影像诊断与介入放射学, 2012, 21(2): 144-146.

4.6 血管脂肪瘤

成熟脂肪组织和异常增生活跃血管组织形成的脂肪瘤，称为血管脂肪瘤（angiolipoma），内部血管分布不均匀，属于错构瘤。消化道脂肪瘤较常见，但消化道血管脂肪瘤十分罕见，极易误诊为脂肪瘤。

小探头超声内镜下表现：往往与脂肪瘤相似，缺少特异性，黏膜下层均匀密集的中高回声光团，包膜完整，边界多清晰，单纯通过小探头超声内镜表现与脂肪瘤鉴别非常困难，该病确诊仍依赖术后病理检查。

典型病例

63岁男性，外院健康查体发现升结肠有一隆起性病变来诊。

【诊断及治疗过程】

见图4-6-1～图4-6-7。

23

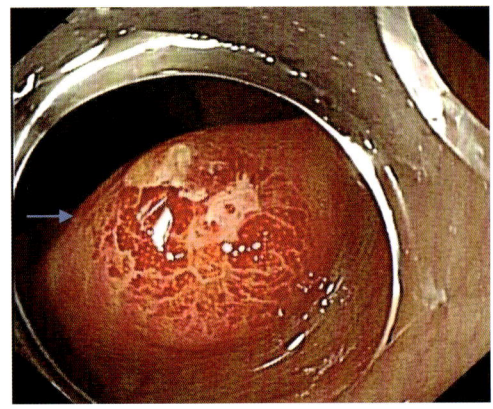

图4-6-1 升结肠见一直径约0.8 cm的缓坡隆起，表面黏膜充血、发红，局部可见活检瘢痕，呈修复性改变，触之活动欠佳

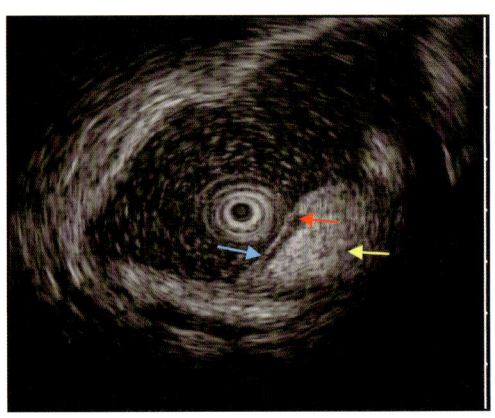

图4-6-2 小探头超声内镜：隆起处黏膜层（蓝色箭头）、黏膜肌层（红色箭头）完整连续，隆起源于黏膜下层（黄色箭头），呈均质高回声，考虑脂肪瘤可能性大

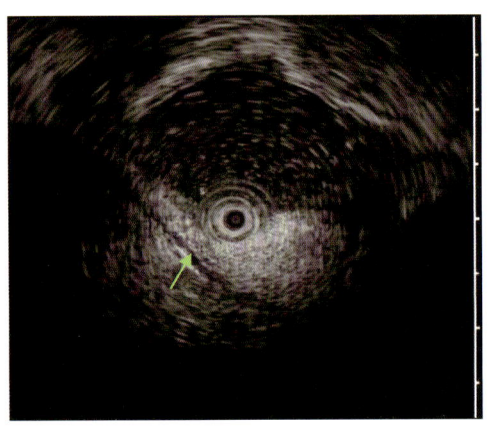

图4-6-3 隆起旁可见固有肌层（绿色箭头）

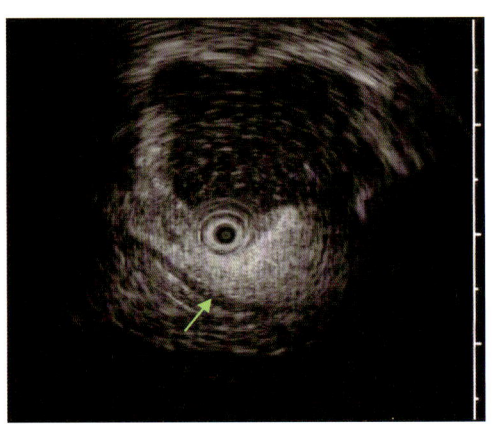

图4-6-4 隆起下方固有肌层清晰、连续（绿色箭头）

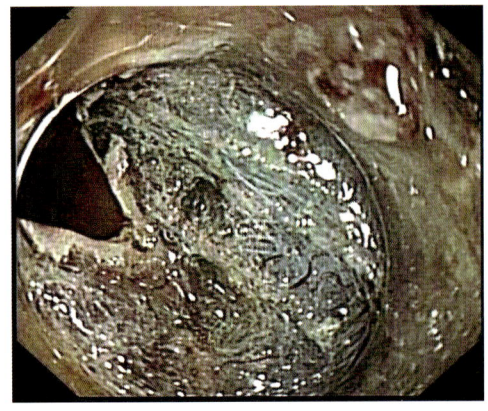

图4-6-5 患者强烈要求切除，遂行ESD切除病变

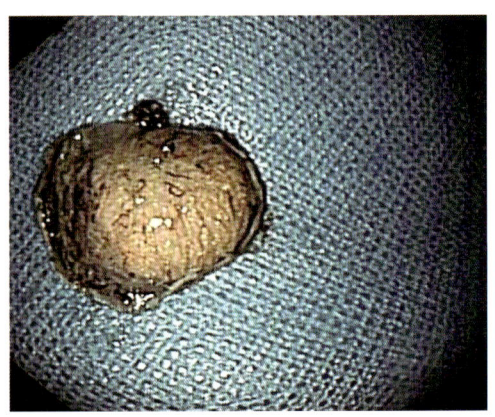

图4-6-6 瘤体底面呈淡黄色，内部可见血管

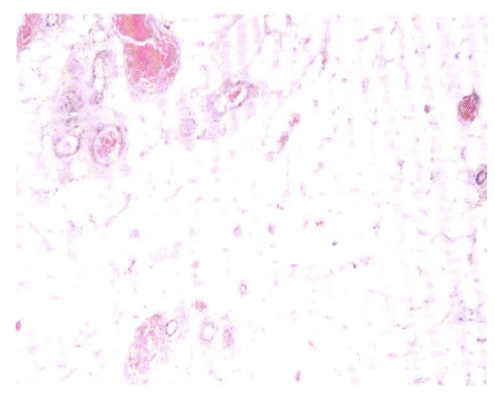

图4-6-7 术后病理:血管脂肪瘤

参考文献

［1］徐基祥,熊霞,李燎.血管脂肪瘤1例［J］.中国皮肤性病学杂志,2011,25(3):219-220.

［2］孙银平,毛建山.胃肠道错构瘤的研究进展［J］.国际消化病杂志,2014,34(2):103-105.

［3］WANG L,CHEN P,ZONG L, et al. Colon angiolipoma with intussusception: a case report and literature review［J］. World Journal of Surgical Oncology, 2013, 11(1): 69.

4.7 食管血管瘤

食管血管瘤(esophageal hemangioma)也称孤立性静脉曲张,是一类来源于间叶组织的良性肿瘤,男女发病率无明显差异,好发于食管中段,确诊依靠病理。

小探头超声内镜表现:黏膜下层来源无回声或低回声光团,部分内部可见高回声分隔或高回声蜂窝状结构,边界清晰。病灶总体回声高低取决于蜂窝状结构内部分隔的多少。瘤体内部若形成血栓、机化等则为无回声、低回声或等回声。

典型病例

病例1: 患者,女,64岁,查体发现食管隆起。

【诊断过程】

见图4-7-1~图4-7-3。

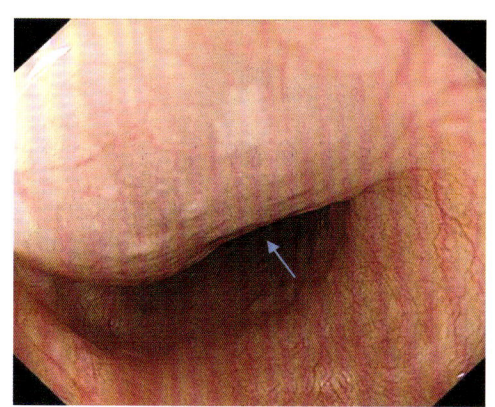

图4-7-1 距门齿30 cm见直径约1.5 cm缓坡隆起,表面色蓝,触之软

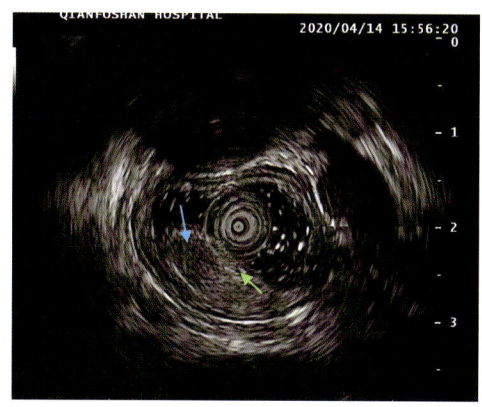

图4-7-2 小探头超声内镜可见病变(蓝色箭头)为黏膜下中低回声光团影,内有絮状高回声,黏膜肌层(绿色箭头)清晰

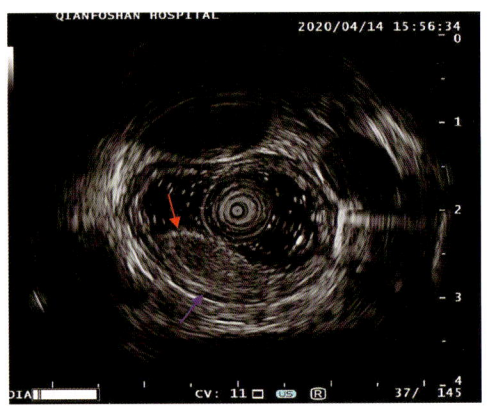

图4-7-3　小探头超声内镜可见黏膜层（红色箭头）完整，固有肌层（紫色箭头）完整显现

病例2：患者，男，50岁，查体发现食管隆起。

【诊断过程】

见图4-7-4~图4-7-6。

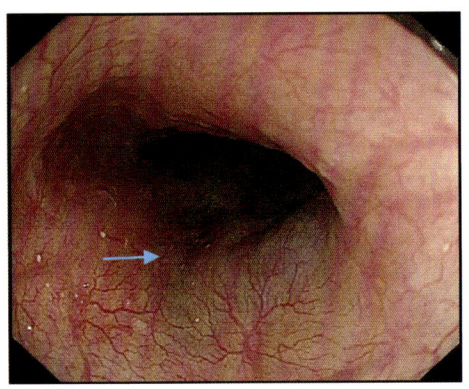

图4-7-4　距门齿24 cm见片状扁平隆起，表面光滑，色蓝，触之软

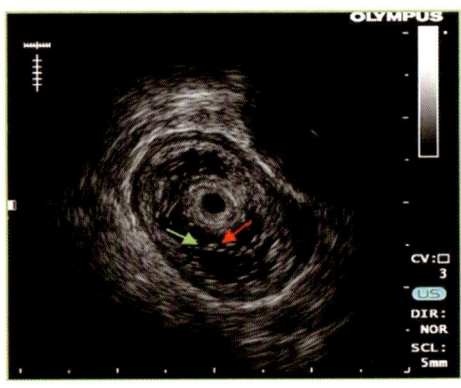

图4-7-5　小探头超声示黏膜下层无回声光团，黏膜层（红色箭头）及黏膜肌层（绿色箭头）清晰完整

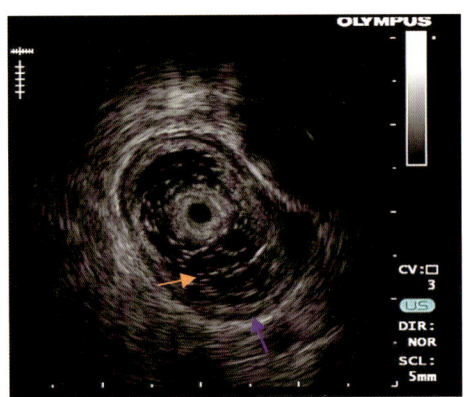

图4-7-6　小探头超声可见内部回声不均质，可见明显分隔（橙色箭头），外侧固有肌层（紫色箭头）清晰连续

参考文献

[1] 俞珊,任于晗,周辛欣,等.超声内镜检查在食管血管瘤内镜黏膜下剥离术中的指导价值[J].中华消化杂志,2017,37(5):340-342.

[2] 刘文文,肖飞,于莲珍,等.中国食管血管瘤临床特点及治疗48例[J].世界华人消化杂志,2014,22(23):3464-3469.

4.8 十二指肠囊肿

十二指肠囊肿（duodenal lymphangioma）内镜下表现：表面光滑的黏膜下隆起，半透明，质软。

小探头超声内镜表现：黏膜下层来源，圆形或椭圆形无回声囊样结构，多数形态规则，囊壁光滑，边界清楚，包膜完整，其后方囊壁伴回声增强效应。

典型病例

患者，男，80岁，因"腹痛1周余"就诊，行胃镜检查发现十二指肠隆起。

【诊断过程】

见图4-8-1~图4-8-4。

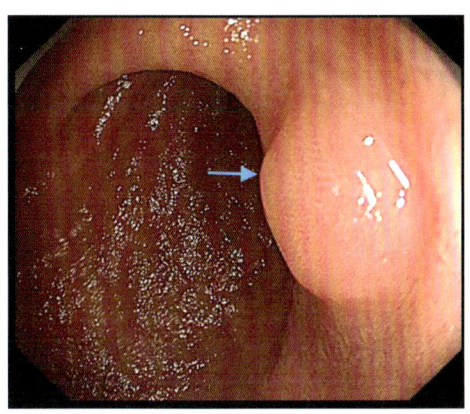

图4-8-1 胃镜示十二指肠降段见一直径约0.8 cm隆起，表面黏膜光滑，活检钳触之质软

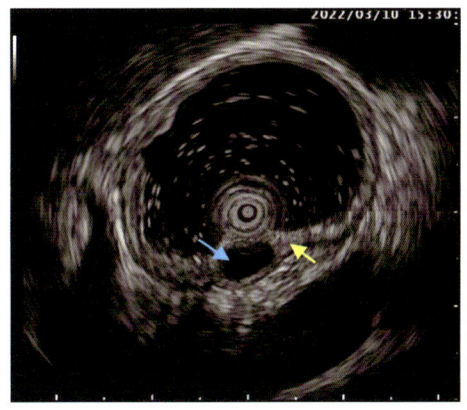

图4-8-2 超声内镜示病变（蓝色箭头）呈无回声，似源自黏膜下层（黄色箭头），但因探头位置过于贴近病变，其上方管壁层次显示欠清晰

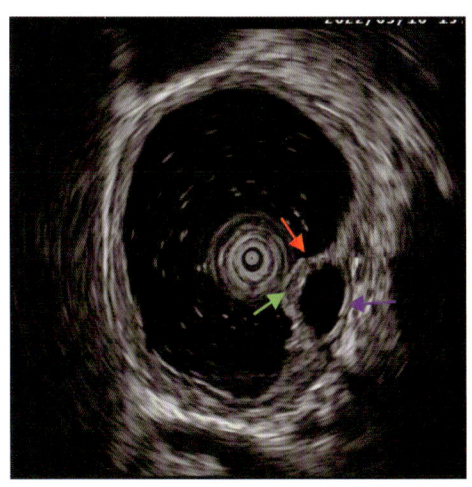

图4-8-3 超声探头稍离开病变，见病变位于黏膜下层，表面黏膜层（红色箭头）、黏膜肌层（绿色箭头）及后方固有肌层（紫色箭头）清晰完整，囊壁光滑

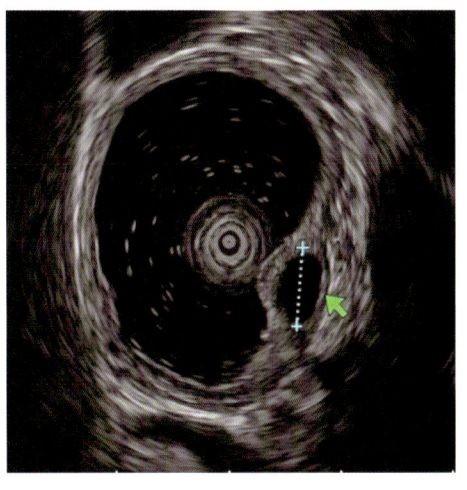

图4-8-4 测量病变长径约6.7 mm

参考文献

[1] 金震东,李兆申.消化超声内镜学[M].北京:科学出版社,2006.

[2] 孙思予,刘志军,郭瑾陶.电子内镜超声诊断及介入技术[M].3版.北京:人民卫生出版社,2011.

4.9 结肠气囊肿症

结肠气囊肿症(pneumatosis cystoides intestinalis,PCI)是以肠壁黏膜下或浆膜下多发含气囊肿为特征的罕见病变,其病因和发病机制尚不完全清楚。气囊肿可以累及从食管到直肠的任何部位,病灶大部分见于结肠,其中以降结肠及乙状结肠最多见。本病可发生于任何年龄,中青年男性多见。

超声内镜下表现:黏膜下或浆膜下的囊状无回声区或高回声区,黏膜层及黏膜肌层层次清晰完整,囊内伴有感染者其内可见絮状高回声。

典型病例

病例1:患者,女,66岁,因"腹痛30余年,加重6年"就诊。内镜发现升结肠、肝区、横结肠多发半球状隆起。

【诊断过程】

见图4-9-1~图4-9-3。

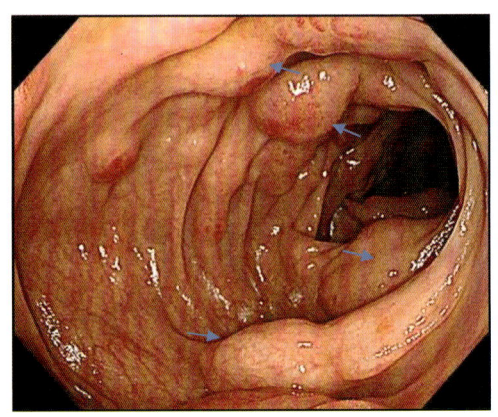

图4-9-1 白光内镜下见升结肠多发半球状隆起(蓝色箭头),表面光滑,局部黏膜充血水肿,触之软,有弹性

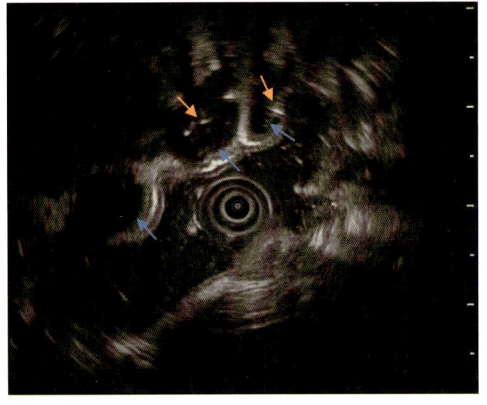

图4-9-2 超声内镜示病变(蓝色箭头)来源于黏膜下层,呈低回声或无回声,局部可见絮状高回声(橙色箭头)

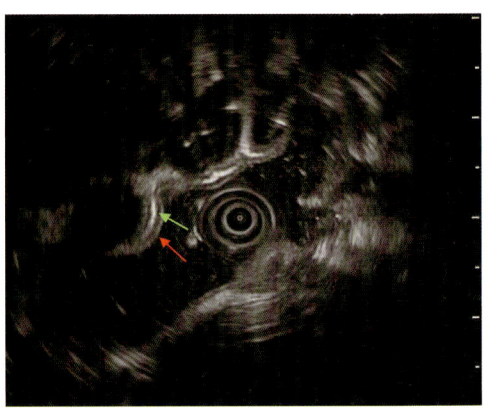

图4-9-3 黏膜层(红色箭头)及黏膜肌层(绿色箭头)层次清晰,固有肌层因超声衰减显示不清

病例2：患者，男，52岁，健康查体行结肠镜检查，发现乙状结肠散在十余个大小不一的半球样隆起，表面光滑。

【诊断过程】

见图4-9-4~图4-9-7。

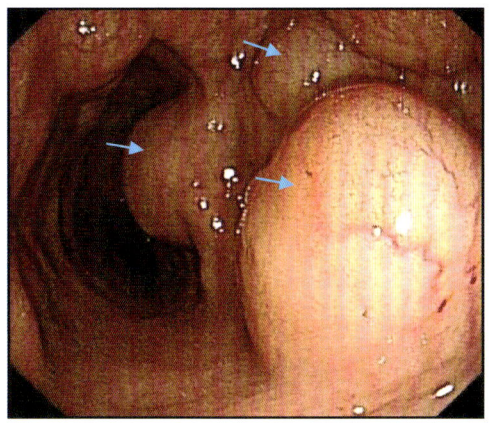

图4-9-4 乙状结肠见十余个半球样隆起（蓝色箭头），直径0.6~1.5 cm，表面光滑，部分透亮，质软，局部表面充血

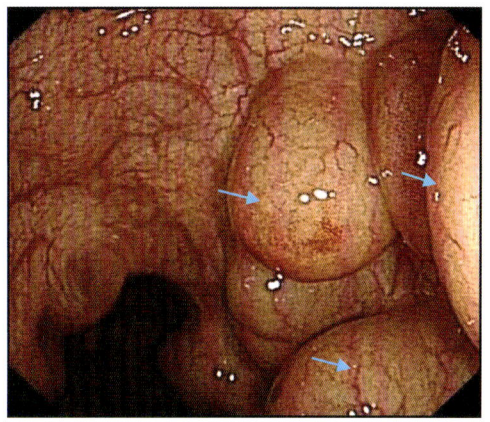

图4-9-5 乙状结肠多发半球状隆起（蓝色箭头），表面光滑，局部表面充血

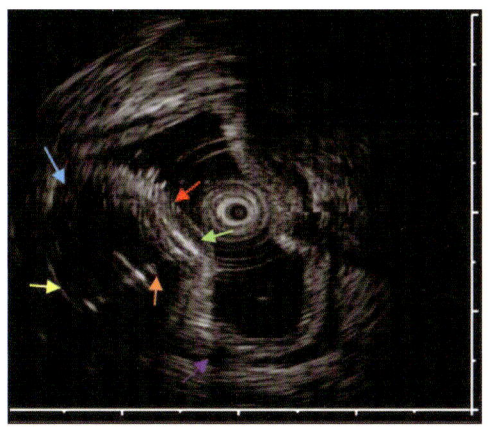

图4-9-6 小探头超声内镜示病变呈无回声及高回声（蓝色箭头），通过周围正常固有肌层（紫色箭头）层次的追溯及病变处高回声黏膜下层（黄色箭头）可大体显示病变来源于黏膜下层，其内可见气体强回声（橙色箭头），表面黏膜层（红色箭头）、黏膜肌层（绿色箭头）清晰完整

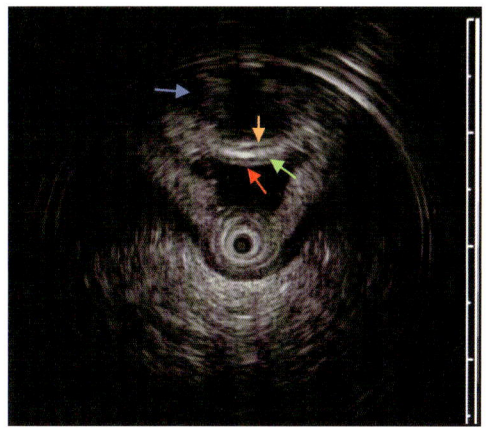

图4-9-7 超声内镜示病变起源于黏膜下层，呈无回声，其内可见絮状回声影（蓝色箭头），可见包膜（橙色箭头），黏膜层（红色箭头）、黏膜肌层（绿色箭头）完整清晰，固有肌层因超声衰减显示不清

参考文献

[1] SUDA T, SHIROTA Y, WAKABAYASHI T. Pneumatosis cystoides intestinalis [J]. Clinical Gastroenterology and Hepatology, 2019, 17(4): A33-A34.

[2] 王永娟,焦国慧,王玉明,等.肠气囊肿症12例的诊治分析[J].中华消化内镜杂志, 2017, 34(2): 127-131.

4.10 淋巴管瘤

淋巴管瘤（lymphangioma）是一种起源于淋巴系统的少见良性病变，多认为与胚胎时期部分淋巴组织和淋巴系统连通受阻导致异常扩张有关，但具体病因目前并不明确。

小探头超声内镜下表现：多数起源于黏膜下层；为边界清晰的圆形或椭圆形无回声—低回声光团，可有间隔，无实性成分，表面黏膜层欠规则，壁光滑，无包膜，其后方可见回声增强效应。

典型病例

患者，女，57岁，因"反酸、烧心1周余"就诊。

【诊断过程】

见图4-10-1~图4-10-5。

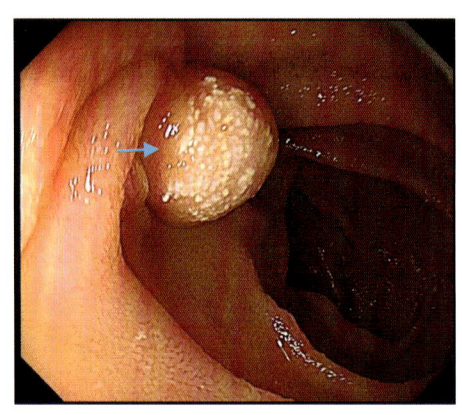

图4-10-1　十二指肠降段乳头旁见1处直径约1.2 cm宽基缓坡隆起，表面黄白色颗粒样改变（蓝色箭头），活检钳触之韧

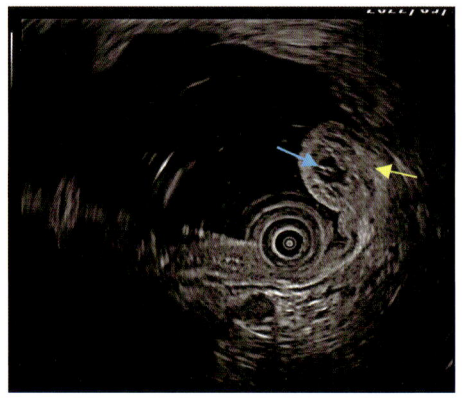

图4-10-2　超声示病变（蓝色箭头）来源于黏膜下层（黄色箭头），呈中低回声，内部可见无回声区，表面黏膜欠光滑

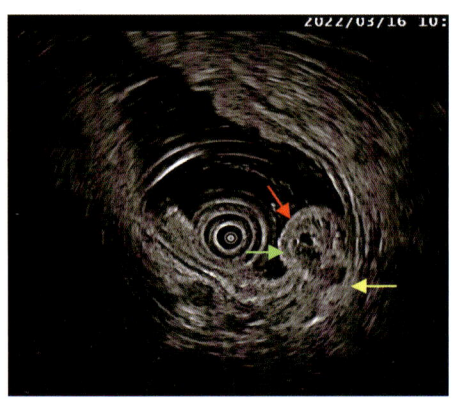

图4-10-3　超声内镜示病变表面黏膜层（红色箭头）、黏膜肌层（绿色箭头）完整，病变源于黏膜下层（黄色箭头），回声不均质，内部见蜂窝样无回声及低回声区

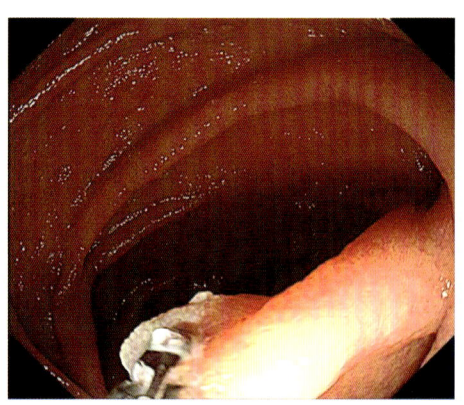

图4-10-4　活检钳取组织一块，可见病变处有乳白色液体流出

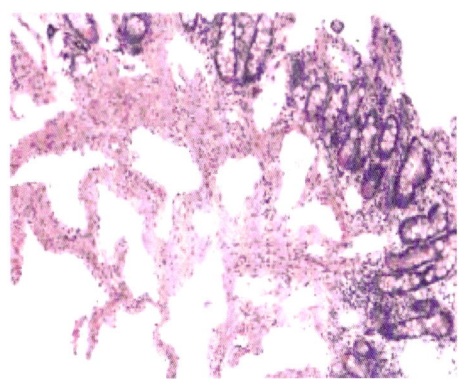

图4-10-5　活检病理：十二指肠淋巴管瘤

参考文献

［1］黄彦.超声内镜诊断十二指肠降部隆起病变的临床价值分析［J］.现代医用影像学，2020, 29(9): 1707−1710.

［2］MASUNAGA T, NAKAYAMA A, KATO M, et al. A case of large duodenal lymphangioma as struggled to diagnose because of well localized morphology ［J］. Am J Gastroenterol，2021, 116(9): 1824.

4.11　颗粒细胞瘤

颗粒细胞瘤（granular cell tumor）是起源于施万细胞的罕见软组织肿瘤，多发于舌下软组织和皮肤、喉部、肺、乳腺。消化道颗粒细胞瘤仅占 8%~10%，其中食管颗粒细胞瘤占多数，结肠颗粒细胞瘤比较少见，多位于右半结肠，尤其是回盲部。确诊依靠病理和免疫组化。1%~3% 的颗粒细胞瘤有恶变倾向，病变通常边界不清，病灶大于 5 cm。

小探头超声内镜表现：边界清晰的中低回声，边界清楚，起源于黏膜层和（或）黏膜下层，多数肌层及外膜完整，周围管壁结构层次正常。

其回声特征与食管平滑肌瘤相似，仅有细微差别，很难分辨，通常回声高于平滑肌瘤，可能与二者的细胞类型不同相关。

典型病例

病例 1：患者，男，58 岁，查体发现食管隆起。

【诊断及治疗过程】

见图 4-11-1~图 4-11-5。

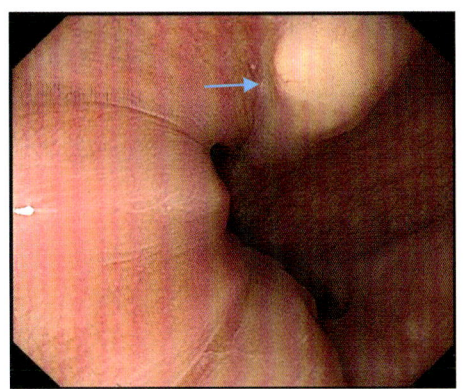

图4-11-1　距门齿38 cm见直径约0.6 cm臼齿样隆起，表面光滑，微黄色，触之韧

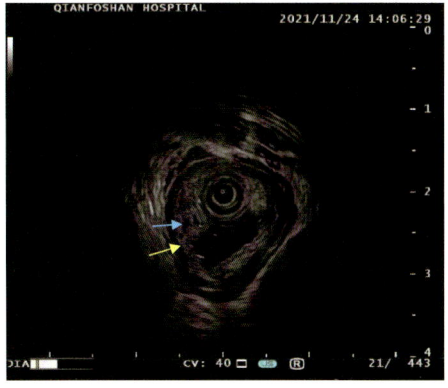

图4-11-2　小探头超声内镜示病变（蓝色箭头）位于黏膜下层（黄色箭头），呈中低回声，病灶内回声不均匀

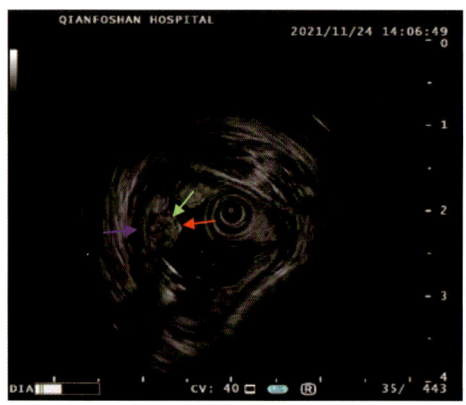

图4-11-3 小探头超声内镜显示病变表面黏膜层（红色箭头）、黏膜肌层（绿色箭头）及后方固有肌层（紫色箭头）清晰完整

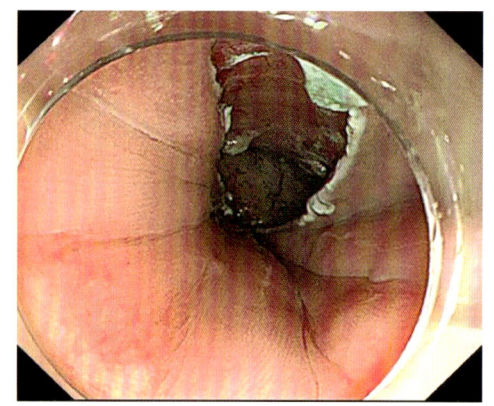

图4-11-4 完善检查后行ESD切除

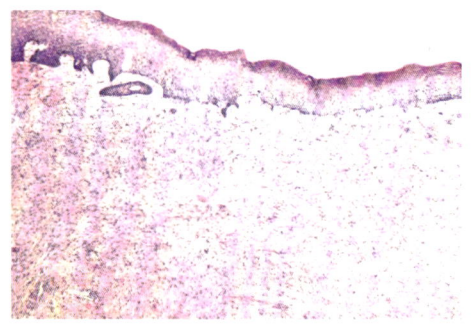

图4-11-5 术后病理：颗粒细胞瘤。免疫组化：S-100（+）、PAS（+）

病例2：患者，男，58岁，健康查体发现结肠隆起。

【诊断及治疗过程】

见图4-11-6~图4-11-9。

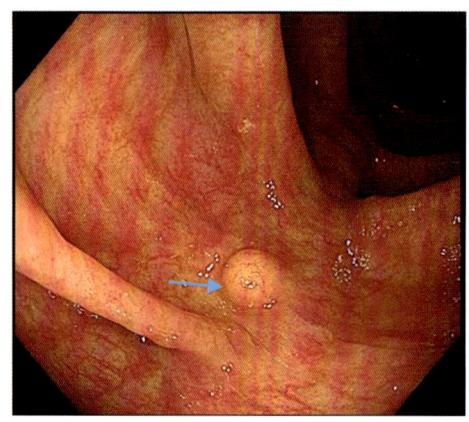

图4-11-6 结肠肝曲见直径约0.4 cm隆起，表面微黄，触之韧

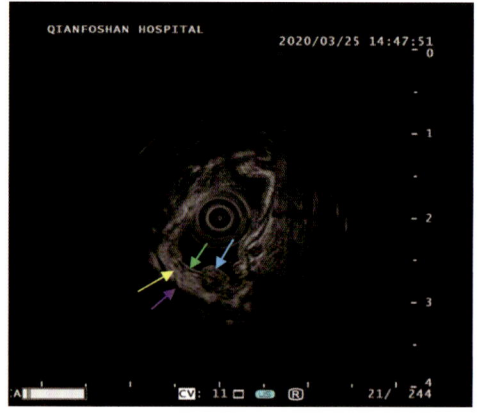

图4-11-7 小探头超声内镜见病变（蓝色箭头）来自黏膜下层，呈低回声光团，内部回声不均匀，边界清晰，固有肌层（紫色箭头）清晰且完整，黏膜肌层（绿色箭头）清晰可见

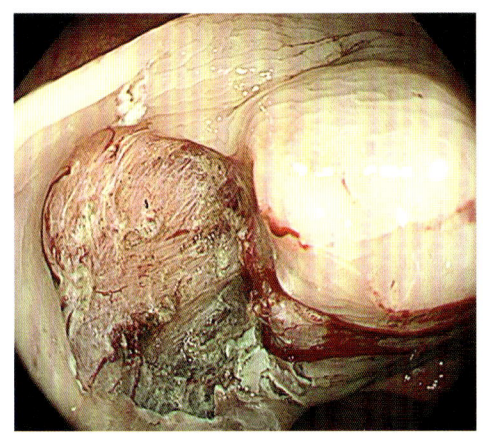

图4-11-8 行ESD切除

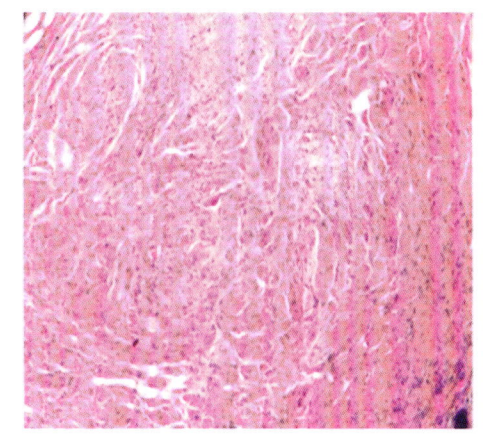

图4-11-9 术后病理：颗粒细胞瘤

参考文献

［1］SHI Y, CHAI N, ZHONG L, et al. Experience with Esophageal Granular Cell Tumors: Clinical and Endoscopic Analysis of 22 Cases［J］. Dig Dis Sci, 2021, 66(4): 1233-1239.

［2］武逸人, 时强, 姚礼庆, 等. 内镜下切除结直肠颗粒细胞瘤11例临床分析［J］. 中华消化内镜杂志, 2016, 33(8): 555-557.

4.12　胃黏膜相关淋巴组织淋巴瘤

胃黏膜相关淋巴组织（mucosa-associated lymphoid tissue，MALT）淋巴瘤是一种较为少见的胃恶性肿瘤，发病率为1%~5%，组织学类型主要是非霍奇金淋巴瘤，临床中70%~90%的患者合并幽门螺杆菌（Helicobacter pylori，Hp）感染。任何年龄均可发病，老年人多见，女性多于男性，根除Hp后50%~80%的患者获得组织学完全缓解。

小探头超声内镜：由于肿瘤起源于黏膜以下的淋巴组织，早期病变表现为黏膜下隆起，超声内镜显示隆起处呈低回声改变，上皮层及未累及的层次回声正常；随着疾病进展，可累及胃壁全层，超声下胃壁5层结构消失，取而代之的是由肿瘤细胞浸润所致的不规则弥漫性低回声区甚至无回声区。较其他胃肿瘤回声更低。通过超声内镜可以准确地判断原发性胃淋巴瘤的浸润深度。

典型病例

病例1：患者，女，69岁。因"黑便2天"就诊。胃镜发现胃体、胃底、贲门多发不规则隆起。

【诊断过程】

见图4-12-1~图4-12-6。

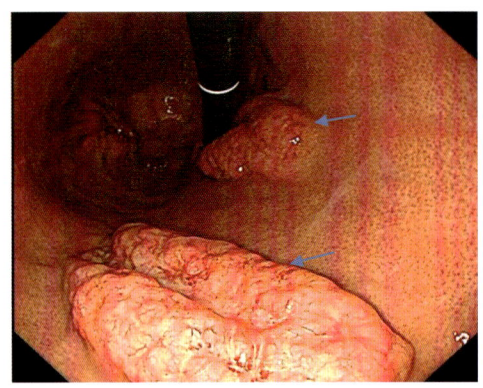

图4-12-1 胃镜发现胃体、胃底及贲门多处肿块样隆起（蓝色箭头），最大径3.0~4.0 cm，表面呈结节样，皱襞中断

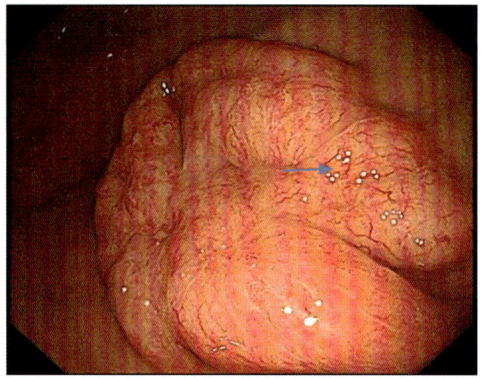

图4-12-2 白光近景观察病变呈台状隆起，表面凹凸不平，可见扩张血管（蓝色箭头），边缘尚光滑

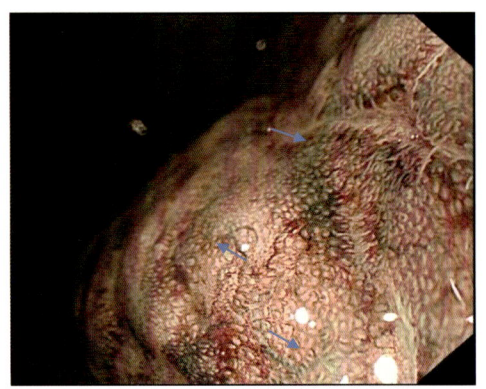

图4-12-3 NBI观察可见扩张迂曲的树枝状血管（蓝色箭头），局部腺管轻度扩张拉长

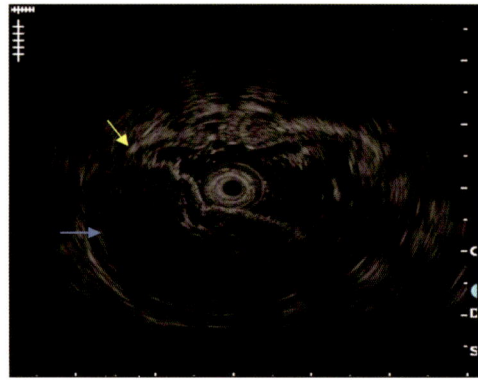

图4-12-4 小探头超声内镜见病变（蓝色箭头）来源于黏膜下层（黄色箭头），呈不均匀低回声

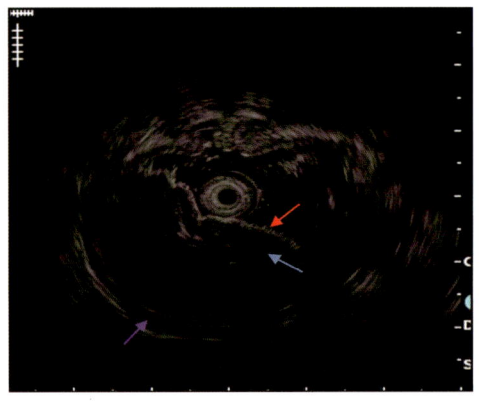

图4-12-5 黏膜浅层正常（红色箭头），病变（蓝色箭头）侵及黏膜肌层，黏膜肌层显示不清，固有肌层（紫色箭头）回声层次尚可见

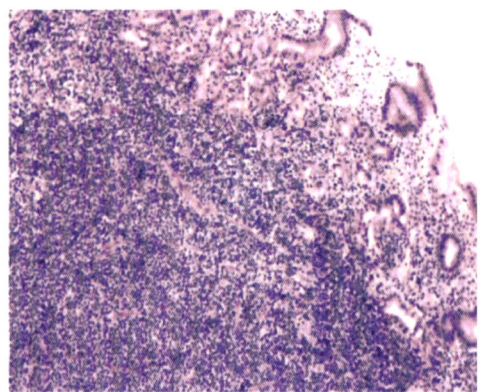

图4-12-6 活检病理：（胃体）符合黏膜相关淋巴组织结外边缘区淋巴瘤（MALT淋巴瘤）。免疫组化：CD20（+）、Bcl-2（+）、CD3（少数+）、CD21（局灶+）、CyclinD1（个别+）、C-myc（个别+，1%）、Bcl-6（个别+）、MUM-1（个别+）、CD10（-）、CD5（-）、Ki-67（最高标记区约20%）

4 不同疾病小探头超声内镜表现

病例 2：患者，女，56 岁，因"上腹部饱胀伴停止排便 5 天"就诊。胃镜发现胃体下段小弯侧见直径约 2.0 cm 的片状黏膜褪色区。

【诊断过程】

见图 4-12-7~图 4-12-12。

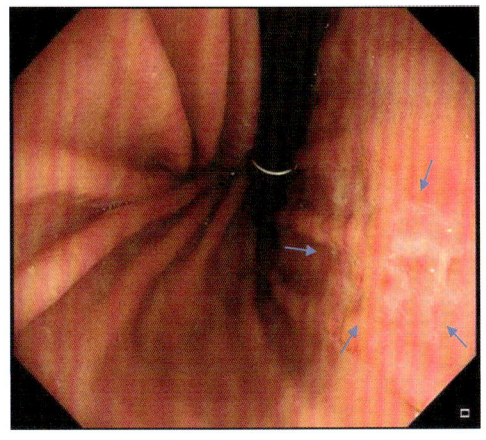

图 4-12-7　胃体下段小弯侧见直径约 2.0 cm 的片状黏膜褪色区（蓝色箭头），局部呈结节样改变，未见溃疡及糜烂

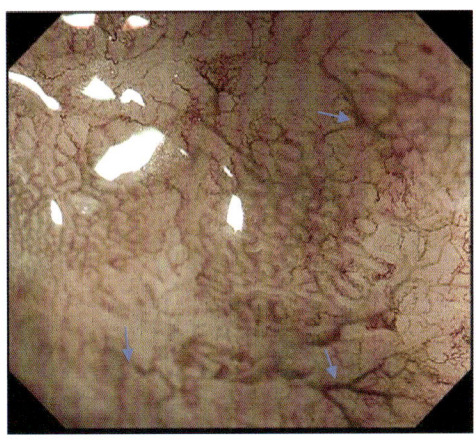

图 4-12-8　NBI 放大观察可见多发树枝状血管（蓝色箭头），微腺管部分显示不清

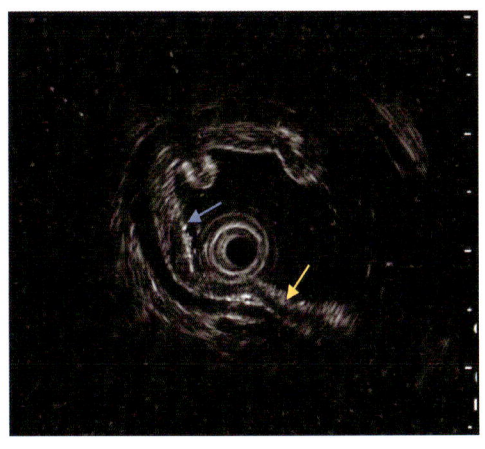

图 4-12-9　小探头超声内镜：病变区域（蓝色箭头）黏膜深层增厚，呈低回声，结构较正常区域（橙色箭头）增厚

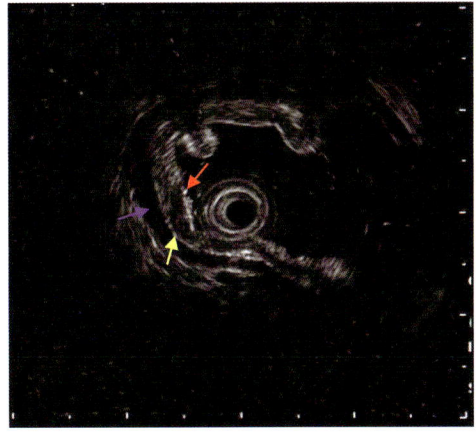

图 4-12-10　小探头超声内镜：病变区域黏膜层浅层（红色箭头）、黏膜下层（黄色箭头）及固有肌层（紫色箭头）可见

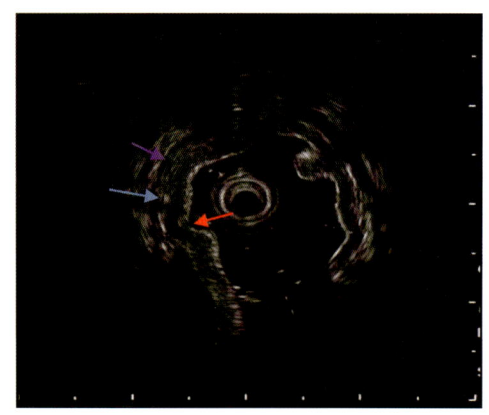

图4-12-11 局部黏膜下层与黏膜层融合（蓝色箭头），部分黏膜层不连续（红色箭头），固有肌层完整（紫色箭头）

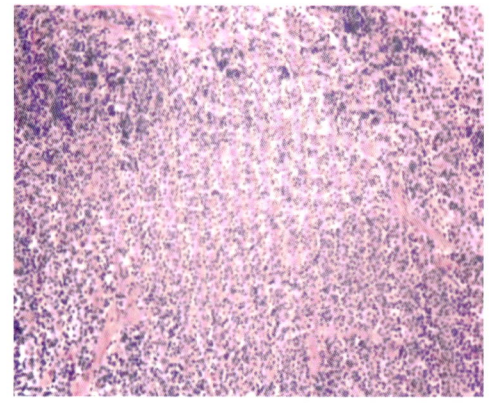

图4-12-12 活检病理：（胃体小弯）符合黏膜相关淋巴组织结外边缘区淋巴瘤（MALT淋巴瘤）。免疫组化：CD20（+）、CD3（少数+）、CD7（少数+）、CD10（+）、Bcl-2（+）、MUM-1（+）、CD23（−）、CD5（少数−）、Ki-67（约5%）

参考文献

[1] ZHANG J, HU X, LIU X, et al. Prognostic factors in primary gastric non-Hodgkin's lymphoma: a single-center retrospective analysis of 103 cases from China [J]. Hepato-gastroenterology, 2010, 57(101): 989.

[2] ZULLO A, HASSAN C, CRISTOFARI F, et al. Gastric low-grade mucosal-associated lymphoid tissue-lymphoma: Helicobacter pylori and beyond [J]. World J Gastrointest Oncol, 2010, 2(4): 181-186.

4.13 滤泡性淋巴瘤

滤泡性淋巴瘤（follicular lymphoma，FL）是淋巴瘤最常见的类型之一，发生率居非霍奇金淋巴瘤的第二位，约占胃肠道淋巴瘤的4%。大多位于小肠，且十二指肠是常见的受累部位，病变常较局限。发生于十二指肠的病变称为十二指肠型滤泡性淋巴瘤（duodenal-type follicular lymphoma，D-FL）。目前对D-FL病例的管理和治疗尚未形成公认标准，主要的治疗方法有放疗、单用利妥昔单抗、化疗及联合治疗等，均可达到有效缓解。部分病例可以选择随访观察。

小探头超声内镜：病变处固有层明显增厚，呈蜂窝样或囊样不均匀低回声，病变较大者可出现层次融合。淋巴滤泡增生症与该病的鉴别：前者淋巴滤泡边界清晰，回声高于滤泡性淋巴瘤，位于黏膜固有层，而无层次融合表现。

典型病例

患者，女，54岁，因"反复腹胀、嗳气4年余，加重1年"就诊。胃镜发现十二指肠降段、水平段黏膜呈广泛颗粒结节样改变。

【诊断过程】

见图4-13-1~图4-13-4。

4　不同疾病小探头超声内镜表现

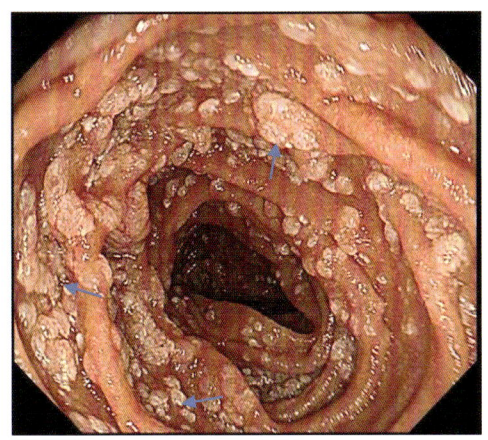

图4-13-1　胃镜示十二指肠降段黏膜呈广泛颗粒结节样改变（蓝色箭头），表面色白，局部边界欠清晰，病变周围可见正常黏膜

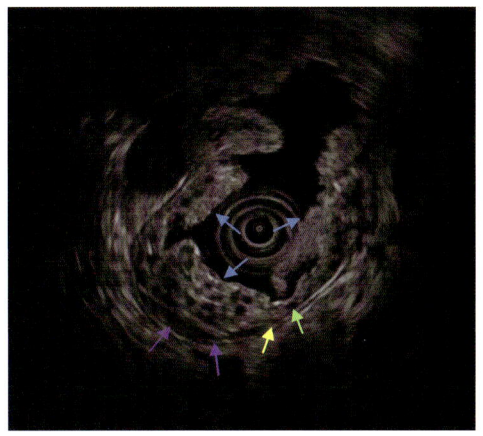

图4-13-2　小探头超声内镜示病变处（蓝色箭头）黏膜固有层明显增厚，呈蜂窝样不均匀低回声，局部呈复层蜂窝状结构，黏膜肌层（绿色箭头）及黏膜下层（黄色箭头）欠清晰，固有肌层显示完整（紫色箭头）

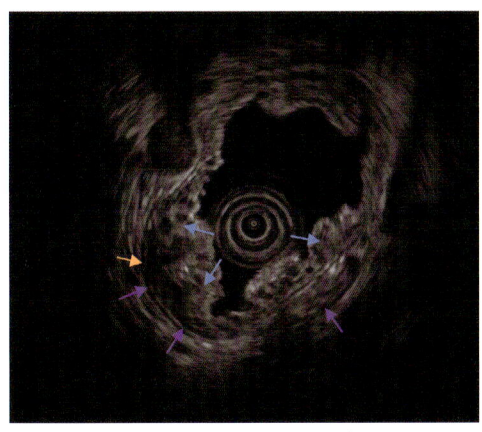

图4-13-3　小探头超声内镜见病变（蓝色箭头）呈蜂窝状囊样低回声区，可见黏膜下层受压变薄，局部中断（橙色箭头），固有肌层显示完整（紫色箭头）

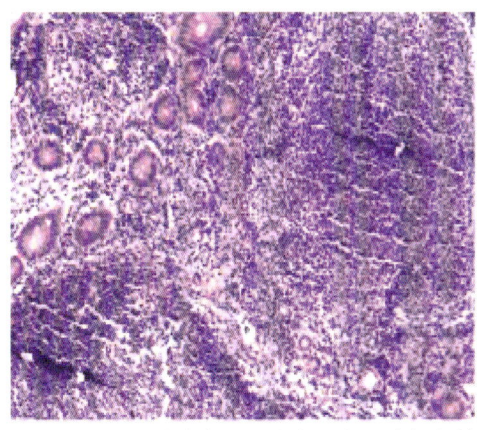

图4-13-4　活检病理：（十二指肠降部）符合滤泡性淋巴瘤（Ⅱ级）。免疫组化染色：CD10（+）、CD20（+）、Bcl-2（+）、Bcl-6（+）、CD21（滤泡树突细胞+）、CD3（T细胞+）、CD5（T细胞+）、MUM-1（-）、Ki-67（30%）

参考文献

[1] SWERDLOW SH, CAMPO E, PILERI S, et al. The 2016 revision of the World Health Organization classification of lymphoid neoplasms [J]. Blood, 2016, 127(20): 2375-2390.

[2] TARI A, ASAOKU H, TAKATA K, et al. The role of "watch and wait" in intestinal follicular lymphoma in rituximab era [J]. Scand J Gastroenterol, 2016, 51(3): 321-328.

[3] TANIGAWA T, ABE R, KATO J, et al. Histological transformation in duodenal-type follicular lymphoma: a case report and review of the literature [J]. Oncotarget, 2019, 10(36): 3424-3429.

4.14 深在性囊性胃炎

深在性囊性胃炎（gastritis cystica profunda，GCP），又称囊性息肉状胃炎，是一种少见的胃黏膜下病变。其发病为各种原因导致的胃黏膜破坏，胃黏膜腺体向黏膜肌层以下生长并形成囊性扩张。既往认为该病是一种良性病变，但现在越来越多的研究认为深在性囊性胃炎是一种癌前病变，具有恶性进展的潜能。患者临床上缺乏特异性症状和体征，常在内镜检查时发现。

深在性囊性胃炎在白光内镜下可表现为以下几种形式：①黏膜病变型；②息肉样隆起型；③黏膜下隆起型；④黏膜肥厚、皱襞粗大型。其中，黏膜下隆起型最为常见，约占45%。诊断需要结合白光内镜和超声内镜。

小探头超声内镜的常见表现：黏膜下层多发低回声囊性区，也可表现为无回声、伴有小囊的低回声和伴有增厚黏膜的不均匀回声。在内镜检查过程当中，当发现以上超声特点的病变时，应考虑深在性囊性胃炎的可能。

典型病例

患者，男，66岁，胃角体侧见一缓坡隆起，行小探头超声内镜检查。

【诊断过程】

见图4-14-1~图4-14-4。

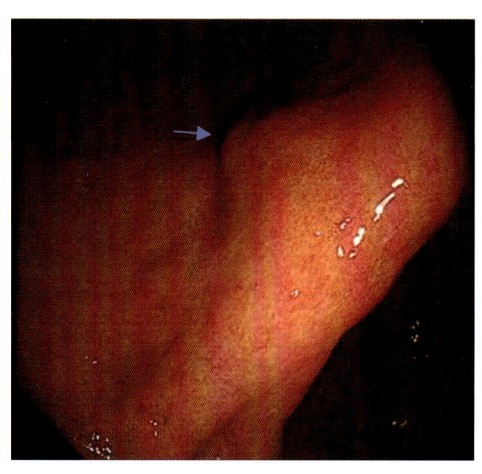

图4-14-1 胃角体侧见一浅表隆起，大小约1.0cm×1.0cm，表面光滑，触之软

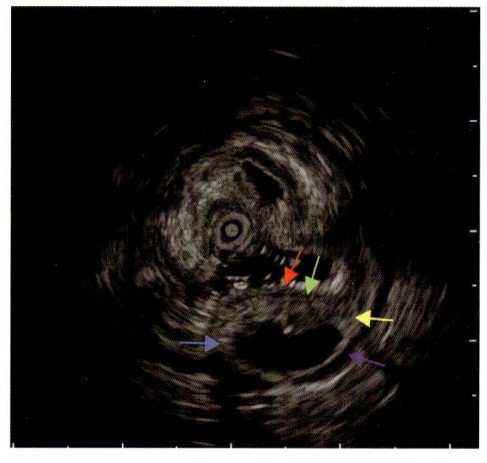

图4-14-2 病变（蓝色箭头）源于黏膜下层（黄色箭头），病变内部呈无回声，囊壁厚度不均匀，黏膜侧囊壁明显等回声增厚；黏膜层（红色箭头）、黏膜肌层（绿色箭头）、固有肌层（紫色箭头）未见明显异常

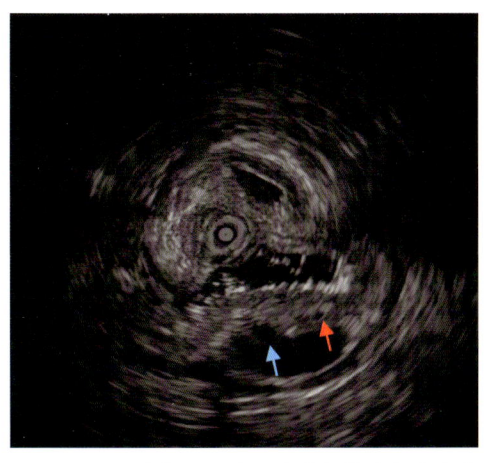

图4-14-3　内部可见分隔（蓝色箭头）和多个小囊（红色箭头）形成，余层次清晰

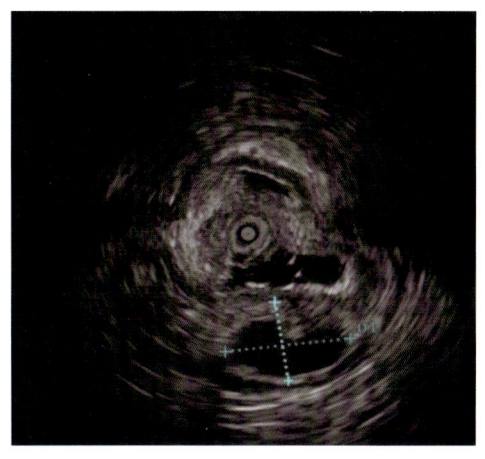

图4-14-4　测量最大截面7.3 mm×10.7 mm

参考文献

［1］粟兴,杨锦林.深在性囊性胃炎的临床研究进展［J］.中华胃肠内镜电子杂志, 2019, 6(3): 130-132.

［2］龚帅,薛寒冰,杨世英,等.深在性囊性胃炎40例临床诊治分析［J］.中华消化内镜杂志, 2019, 36(7): 483-486.

［3］朱博群,诸炎,秦文政,等.深在性囊性胃炎内镜下的特征性表现及治疗策略:基于单中心的回顾性研究［J］.中国临床医学, 2018, 25(2): 167-172.

4.15　错构瘤

错构瘤（hamartoma）是器官内正常组织的错误组合与排列，多数学者认为错构瘤不是真性肿瘤，生长缓慢，极少恶变。脂肪和钙化是多数错构瘤的特征表现。好发于肺、肾、肝，消化道罕见。消化道错构瘤较多见的是十二指肠Brunner腺错构瘤，也有食管、贲门、胃、小肠及结肠的报道。

小探头超声内镜下表现：病变多呈高、低混杂回声，不均质，层次无融合，多无包膜，伴远场衰减。

典型病例

患者，男，67岁，腹部不适半年来诊，结肠镜检查发现直乙交界隆起。

【诊断过程】

见图4-15-1~图4-15-4。

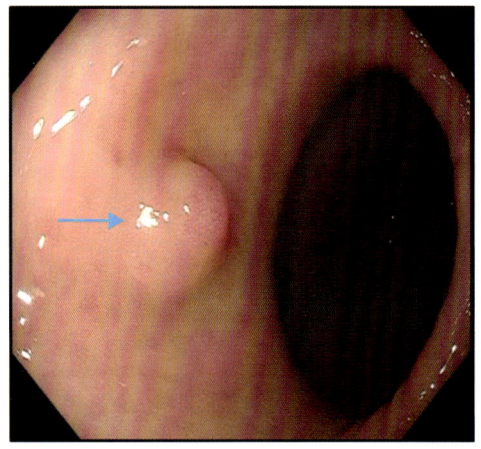

图4-15-1 直乙交界见一直径约0.5 cm半球样隆起性病变，表面光滑

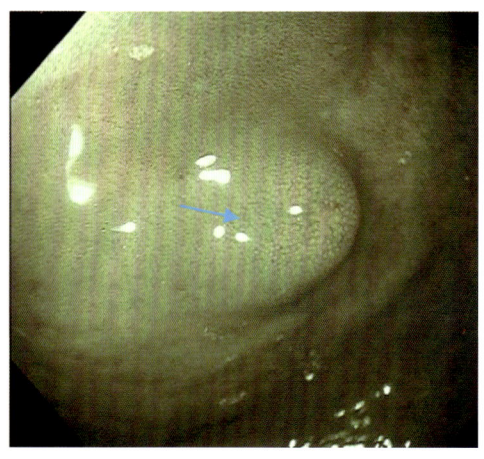

图4-15-2 NBI弱放大观察未见明显扩张血管网，Pit pattern为Ⅰ型

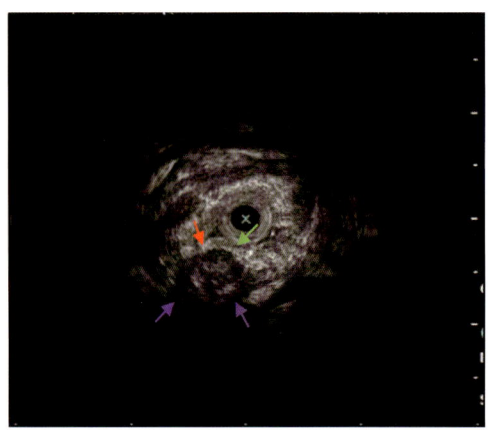

图4-15-3 小探头超声内镜：病变表面黏膜层（红色箭头）及黏膜肌层（绿色箭头）完整，黏膜下层见不均质混杂回声，包膜不完整，远场衰减，固有肌层（紫色箭头）显示不满意

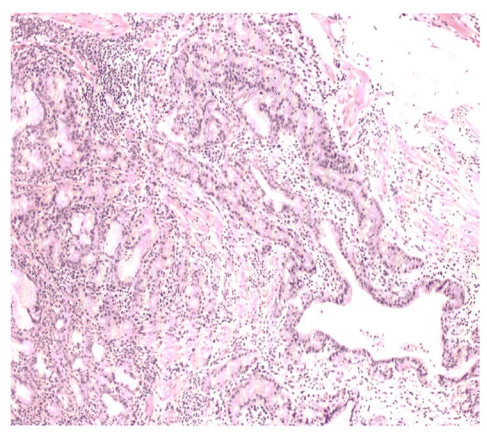

图4-15-4 行内镜下切除，术后病理为（直乙交界）符合结肠"错构瘤"

参考文献

[1] HASHIMOTO H, USUI G, SAKAI E, et al. Mucosal Schwann Cell Hamartoma of the Rectosigmoid Junction: A Rare Lesion Mimicking Mucosal Prolapse Syndrome and Other Neural Lesions [J]. Int J Surg Pathol, 2019, 27(5): 515-517.

[2] GASPAR R, SANTOS-ANTUNES J, MARQUES M, et al. Endoscopic submucosal dissection of a schwann cell hamartoma mimicking a lateral spreading tumor of the rectum [J]. Acta Gastroenterol Belg, 2017, 80(3): 429.

4.16 十二指肠腺腺瘤

布氏腺腺瘤

布氏腺腺瘤（Brunner 腺腺瘤）为 Brunner 腺增生所致的一种罕见的良性错构瘤性病变。在解剖分布上与 Brunner 腺分布相对应，主要发生于十二指肠球部，其次为十二指肠第二段、第三段。

小探头超声内镜下表现：起源于黏膜下层，中高回声团块，内部回声均匀，病灶边界清楚，少数见腔管样结构；周围肠壁结构层次正常。与脂肪瘤的超声影像学特征较为相似。确诊需依赖病理。

典型病例

患者，男，38岁，健康查体行胃镜检查。十二指肠球部见一带蒂息肉样隆起。

【诊断及治疗过程】

见图 4-16-1~图 4-16-3。

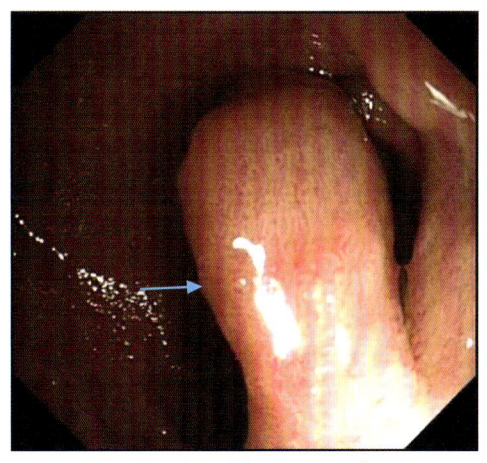

图 4-16-1　十二指肠球部见一大小约 1.0 cm× 0.5 cm 带蒂息肉样隆起，顶端凹陷、发红，质地较韧

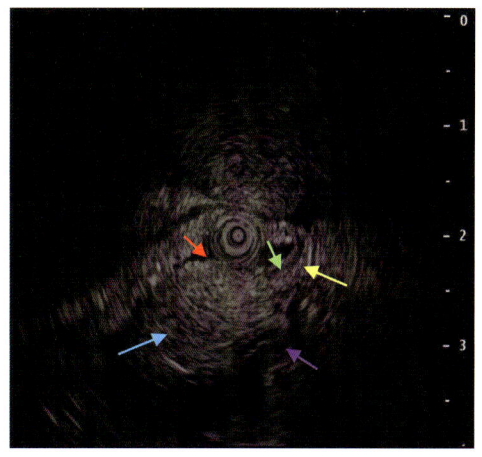

图 4-16-2　小探头超声内镜：病变（蓝色箭头）呈中高回声，内见条索状低回声；自隆起基底部扫查可清晰显示病变源于黏膜下层（黄色箭头），黏膜层（红色箭头）、黏膜肌层（绿色箭头）及固有肌层（紫色箭头）连续、完整；探头靠近病变未见明显"枕头征"。超声表现需与异位胰腺及脂肪瘤相鉴别。前者较少呈现带蒂样外观，后者质地较软，"枕头征"阳性，均不符合。考虑 Brunner 腺腺瘤可能性大。行 EMR 切除

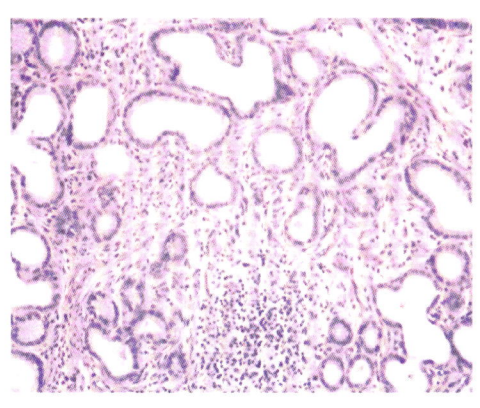

图 4-16-3　术后病理：Burnner 腺腺瘤

幽门腺腺瘤

幽门腺腺瘤（pyloric gland adenomas, PGA）是一种较为罕见的胃腺瘤。十二指肠 PGA 类似于胃 PGA，并以胃幽门腺分化为特征。目前已报道的病例大多集中在胃中，极少见于十二指肠。内镜下识别这些病变很重要，因为它们有发展成侵袭性腺癌的风险。在过去的研究中，PGA 向腺癌的转变率是不确定的，最高可达 28%。因此，需要进行内镜下完整切除以降低癌症进展风险。

典型病例

患者，男，66 岁，健康查体行胃镜检查。十二指肠降段乳头口侧见一圆盘状隆起。

【诊断及治疗过程】

见图 4-16-4~图 4-16-9。

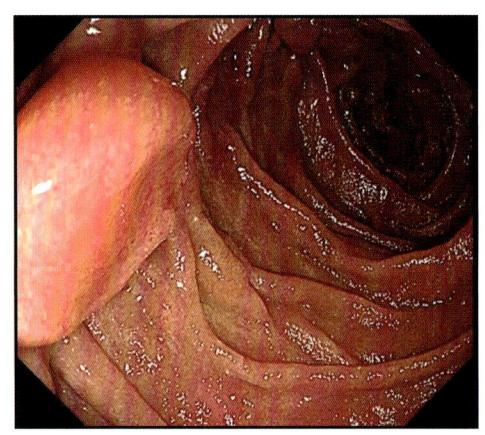

图 4-16-4　十二指肠降段乳头口侧见一直径约 1.5 cm 圆盘状隆起，顶端发红、略凹陷

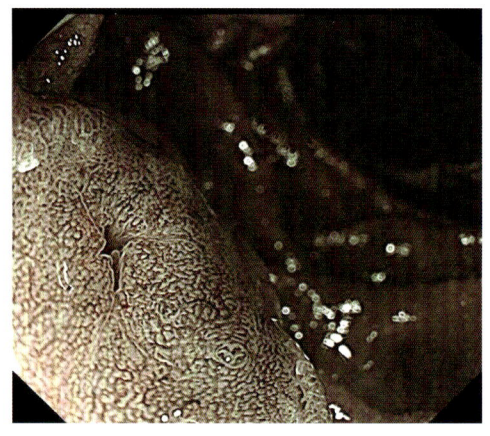

图 4-16-5　NBI Near Focus 观察凹陷处表面绒毛结构消失，为排列密集、规整的管状结构，与胃黏膜相似，局部见开口样结构

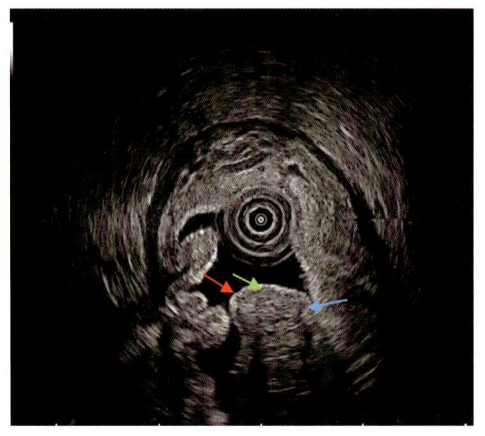

图 4-16-6　超声小探头见病变（蓝色箭头）源于黏膜下层，呈中高回声，内部回声不均质，病变处黏膜层（红色箭头）及黏膜肌层（绿色箭头）连续、完整，远场显示不清

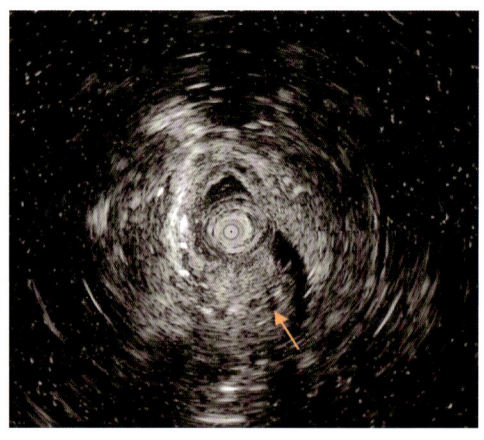

图 4-16-7　贴近病变，见病变内部回声嘈杂，见管状及条索状低回声（橙色箭头），未见明显包膜

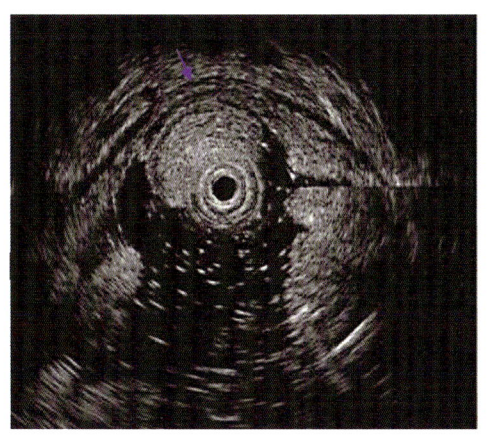

图4-16-8 探头进一步贴近病变，见病变后方固有肌层（紫色箭头）清晰

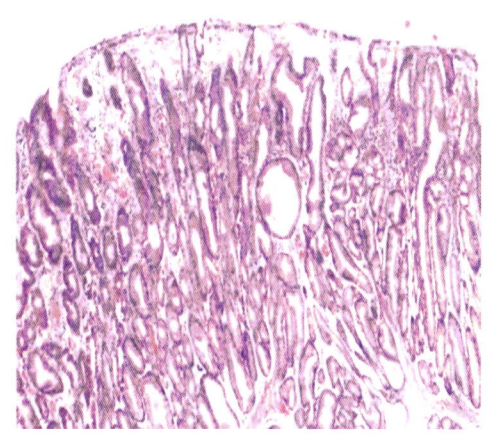

图4-16-9 患者既往活检病理提示布氏腺腺瘤，随访期间见病变增大，遂行内镜下切除，术后病理：幽门腺腺瘤，伴低级别异型增生，累及黏膜下层，未累及周边及底部切除面

参考文献

［1］NIELSEN OF, WHITAKER EG, ROBERTS FM. Adenoma of Brunner's glands［J］. American Journal of Surgery, 1965, 110(6): 977-980.

［2］DALEN Bc KJ, HAVEL G. Local endoscopic removal of duodenal carcinoid tumors［J］. Endoscopy, 2004, 36(7): 651-655.

［3］时强, 钟芸诗, 姚礼庆, 等. 十二指肠Brunner腺瘤的内镜治疗［J］. 中华胃肠外科杂志, 2012, 15(1): 4.

［4］TAKAYANAGI S, SAKAI E, MURAMOTO T, et al. Large duodenal pyloric gland adenoma successfully resected by endoscopic submucosal dissection［J］. Clinical Journal of Gastroenterology, 2021, 14(2): 538-541.

［5］MANABAT M, JACKSON M, NGO K, et al. Duodenal Pyloric Gland Adenoma in a 59-Year-Old Asian Male［J］. Case Rep Gastrointest Med, 2018, 4: 9287843.

4.17 神经鞘瘤

消化道神经鞘瘤（gastrointestinal tract schwannoma，GIS）是神经鞘中施万细胞过度增殖形成的良性肿瘤，归于间叶性肿瘤，60%~70%发生于胃，另多见于结肠和直肠。大多数病变为良性，生长缓慢，文献报道恶变率约2%。

小探头超声内镜的典型表现：源于固有肌层的均质低回声圆形或类圆形光团，边缘可见低回声晕环，结合病理学，考虑晕环形成可能与肿瘤周围淋巴细胞呈袖口样浸润有关，其坏死、钙化、囊变等少见，肿瘤内部多无明显血流信号，这也是与胃肠道间质瘤（GIST）鉴别的超声特点之一。

典型病例

病例1：患者，女，54岁，因"反复上腹痛14年"就诊。

【诊断及治疗过程】

见图4-17-1~图4-17-8。

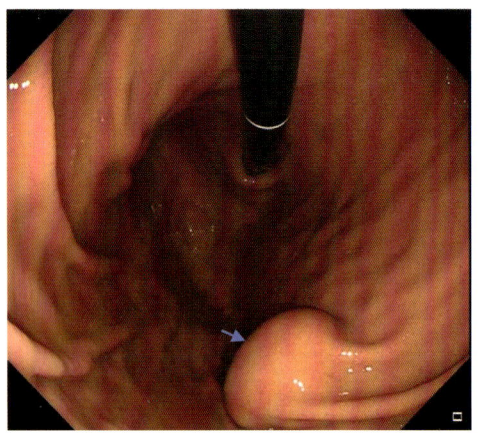

图4-17-1　胃体前壁见一半球形隆起，大小约2.5 cm×3.0 cm，表面光滑，触之硬，活动欠佳（蓝色箭头）

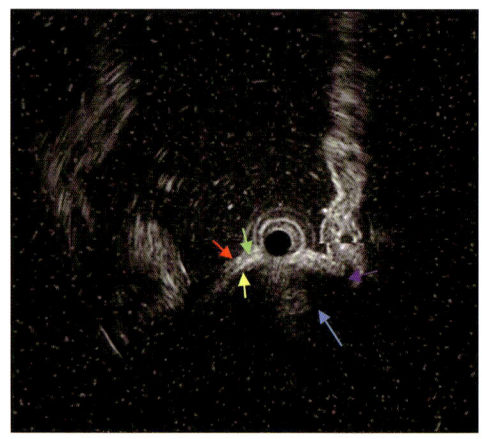

图4-17-2　小探头超声内镜见病变（蓝色箭头）呈偏低回声，欠均质，来源于固有肌层（紫色箭头），表面黏膜层（红色箭头）、黏膜肌层（绿色箭头）、黏膜下层（黄色箭头）完整，但病变较大，小探头超声内镜无法显示病变全貌

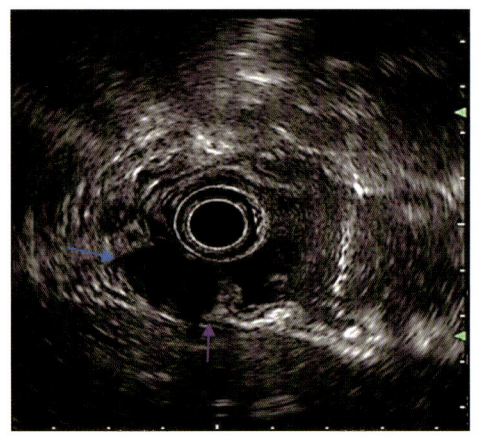

图4-17-3　更换环扫超声内镜，可清晰显示病变（蓝色箭头）源于固有肌层（紫色箭头），呈低回声，未见明显包膜，内生型为主，病变内部无明显钙化及囊性变

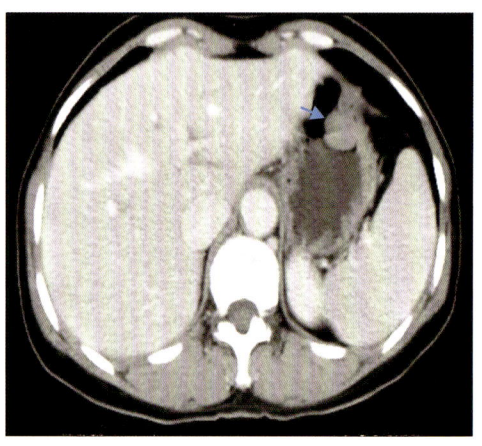

图4-17-4　腹部CT见胃体前壁低密度灶，可见强化，考虑间质瘤可能（蓝色箭头）

4 不同疾病小探头超声内镜表现

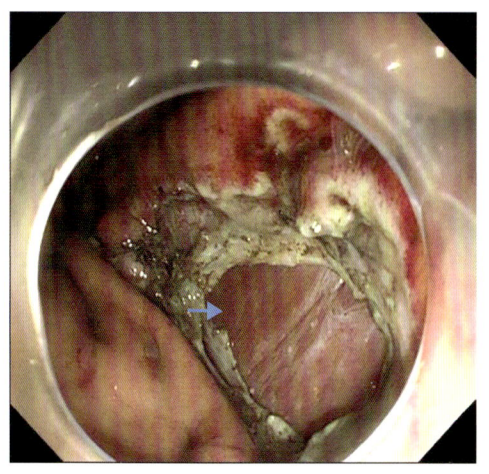

图4-17-5 切除过程中见病变局部位于固有肌层深层，与浆膜层紧密相连，遂行全层切除（蓝色箭头）

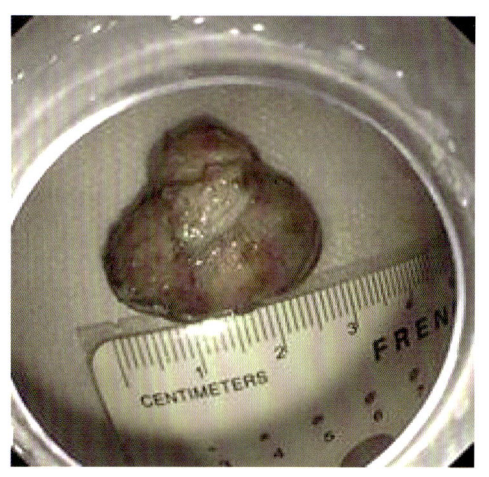

图4-17-6 术后标本

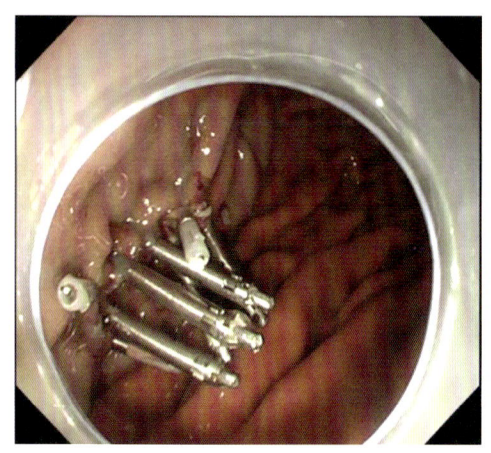

图4-17-7 切面金属夹夹闭

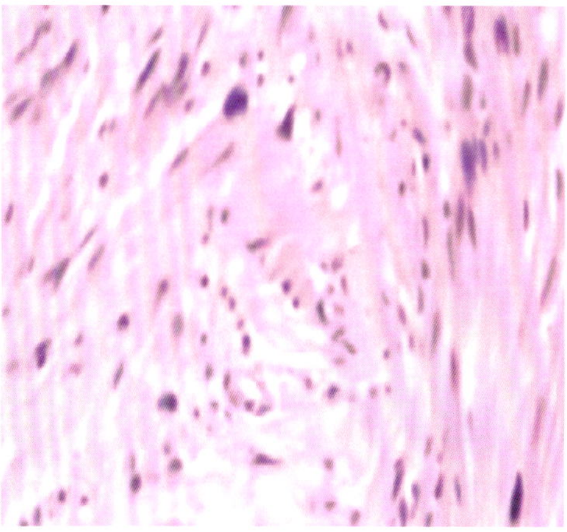

图4-17-8 术后病理：神经鞘瘤

病例2：患者，男，63岁，因"查体发现结肠黏膜下隆起1个月"就诊。

【诊断及治疗过程】

见图4-17-9~图4-17-14。

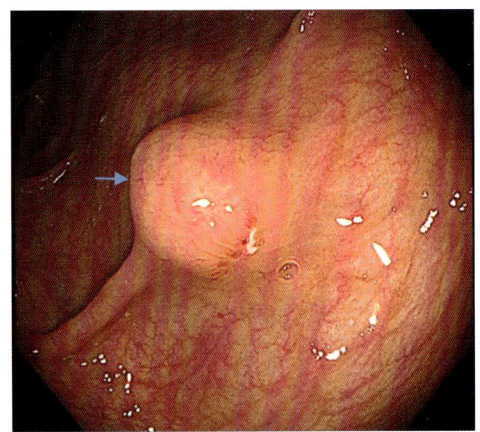

图4-17-9 横结肠见一大小约1.0 cm×0.8 cm 的隆起,表面黏膜光滑,触之韧,活动欠佳(蓝箭头)

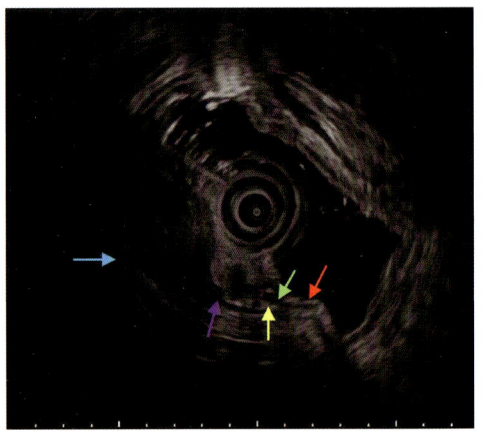

图4-17-10 小探头超声内镜示病变(蓝色箭头)来源于固有肌层(紫色箭头),呈偏低回声,无明显包膜,病变呈腔内、腔外混合生长,表面黏膜层(红色箭头)、黏膜肌层(绿色箭头)、黏膜下层(黄色箭头)完整

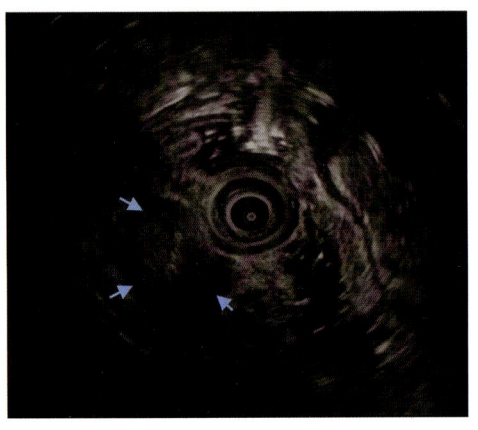

图4-17-11 超声探头进一步贴近病变见内部回声不均质,边缘回声低于中央,形成低回声晕环(蓝色箭头)

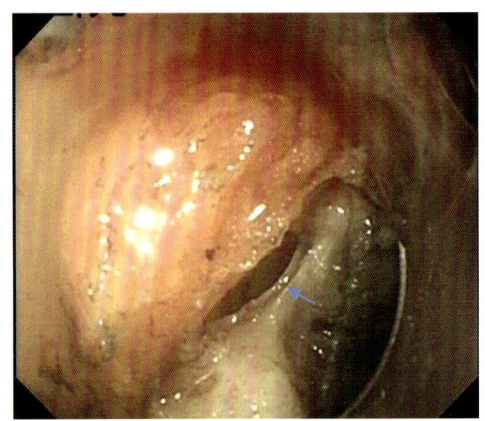

图4-17-12 术中发现病变与浆膜层紧密相连,遂行全层切除(蓝色箭头)

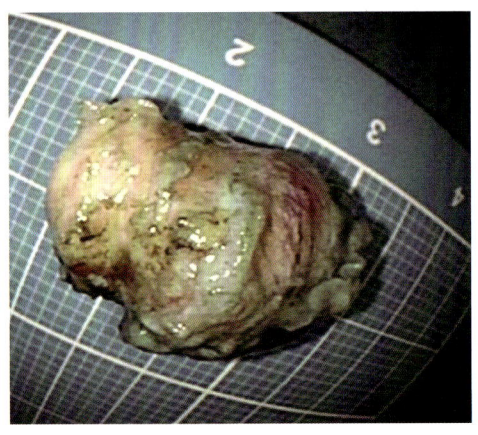

图4-17-13 术后标本

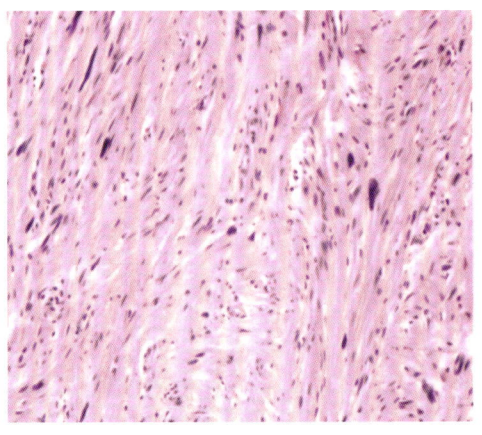

图4-17-14 术后病理:(横结肠)神经鞘瘤

参考文献

［1］蒲昌盛,陈建飞,田远虎,等.胃神经鞘瘤的研究进展［J］.国际外科学杂志, 2020, 47(4): 284-288.

［2］LAURICELLA S, VALERI S, MASCIANA G, et al. What about gastric schwannoma? A review article［J］. J Gastrointest Cancer, 2021, 52(1): 57-67.

［3］MIETTINEN M, LASOTA J. Gastrointestinal stromal tumors—definition, clinical, histological, immunohistochemical, and molecular genetic features and differential diagnosis［J］. Virchows Arch, 2001, 438(1):1-12.

4.18 胃神经束膜瘤

神经束膜瘤（perineurioma）是一种罕见的周围神经鞘膜来源的良性肿瘤，其可发生于任何年龄，但以20~30岁多见，男女发病率相似，常表现为一种缓慢生长的无痛性肿块，以四肢及躯干多见，也可发生于肾、肾上腺、肠道及后腹腔等部位，发生于胃腔者极为罕见，至今国内仅报道1例，国外有数例报道。

小探头超声内镜：病变源于固有肌层，呈低回声，内部可见高回声，与胃肠道间质瘤的超声表现相似，术前易误诊为胃肠道间质瘤。

典型病例

患者，男，46岁，因查体行胃镜检查，胃体小弯见一缓坡隆起，行小探头超声内镜检查。

【诊断及治疗过程】

见图4-18-1~图4-18-4。

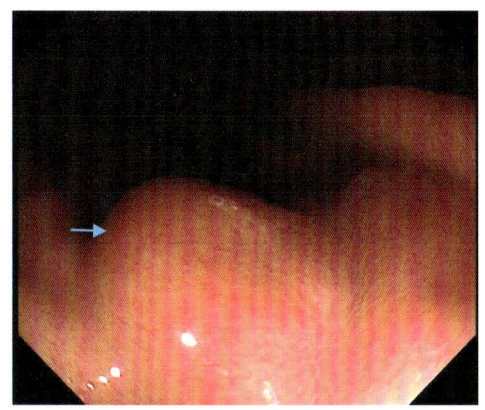

图4-18-1 胃体小弯见一缓坡隆起（蓝色箭头），大小约1.0 cm×1.0 cm，表面光滑，触之硬，活动度差

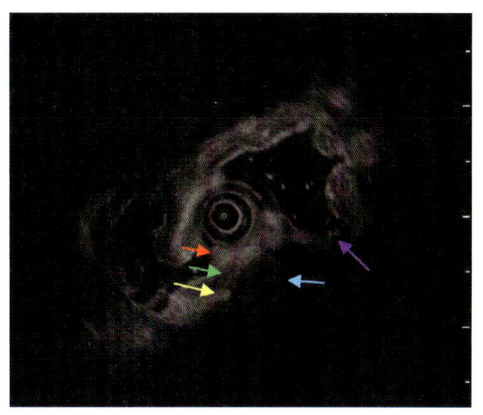

图4-18-2 小探头超声内镜自边缘探查示病变（蓝色箭头）起源于固有肌层（紫色箭头），呈低回声，黏膜层（红色箭头）、黏膜肌层（绿色箭头）、黏膜下层（黄色箭头）清晰

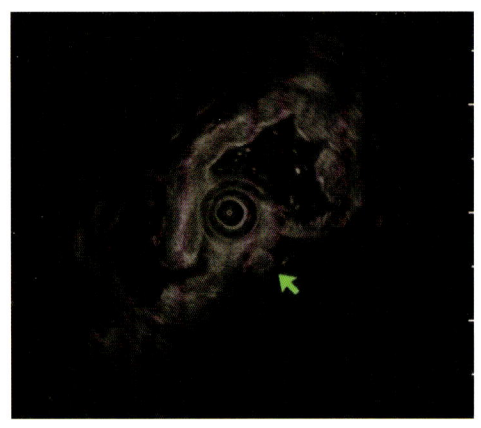

图4-18-3 内部可见高回声灶（绿色箭头），余层次清晰

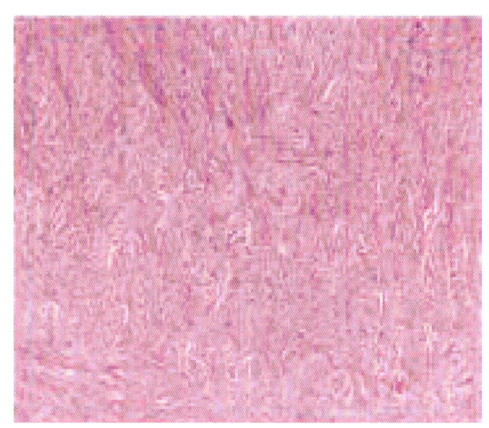

图4-18-4 行ESD切除，术后病理：（胃体）神经束膜瘤，体积0.8 cm×0.8 cm×0.6 cm。免疫组化染色：CD117（-）、DOG1（-）、CD34（血管+）、SMA（血管+）、S-100（-）、Ki-67（阳性细胞数1%）

参考文献

［1］张燕,曹其伟,苏淑芬,等.内镜下诊治胃神经束膜瘤一例［J］.中华消化内镜杂志,2020,37(6): 446-447.

［2］MATSUI S, KASHIDA H, KUDO M. Gastric Perineurioma［J］.Am J Gastroenterol,2016, 111(4): 453.

［3］HAWES SN, SHI J. Gastricperineurioma: clinicopathological characteristics［J］. Pathology,2017, 49(4):444-447.

4.19　炎性纤维性息肉

炎性纤维性息肉（inflammatory fibroid polyps, IFP）临床较为少见，是一种发病机制尚不明确的良性间叶性肿瘤。可在胃肠道任何部位发生，胃部多见。

小探头超声内镜：多起源于黏膜肌层或黏膜下层，部分可达固有肌层，但不会突破浆膜层，呈低回声或混合回声改变，边界欠清。超声下表现无特异性，需与胃肠道间质瘤（GIST）、平滑肌瘤、平滑肌肉瘤、神经鞘瘤和炎性肌纤维母细胞瘤相鉴别。需要结合其他影像学获取更多有效信息，确诊依靠病理免疫组织化学染色。

典型病例

患者，女，47岁，健康查体行胃镜检查，发现一胃窦隆起。

【诊断及治疗过程】

见图4-19-1～图4-19-10。

4　不同疾病小探头超声内镜表现

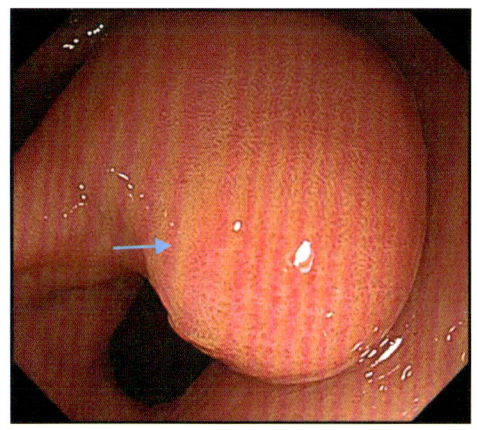

图4-19-1　胃窦前壁见一大小约3.0 cm×2.0 cm隆起（蓝色箭头），表面光滑

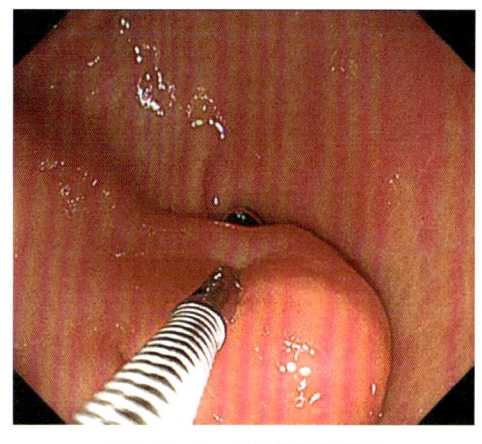

图4-19-2　活检钳触之质硬

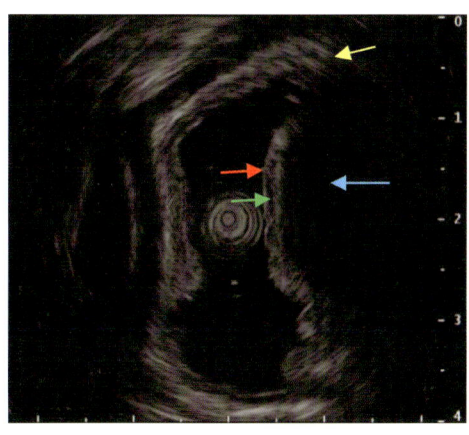

图4-19-3　小探头超声内镜：自病变表面扫查，见病变呈低回声（蓝色箭头），表面黏膜层（红色箭头）及黏膜肌层（绿色箭头）连续

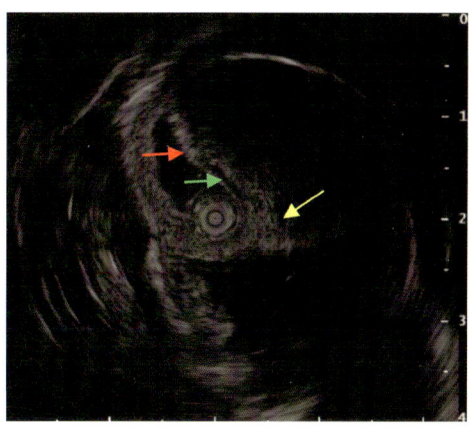

图4-19-4　从病变基底部扫查，见病变源于黏膜下层（黄色箭头），表面黏膜层（红色箭头）及黏膜肌层（绿色箭头）清晰、连续

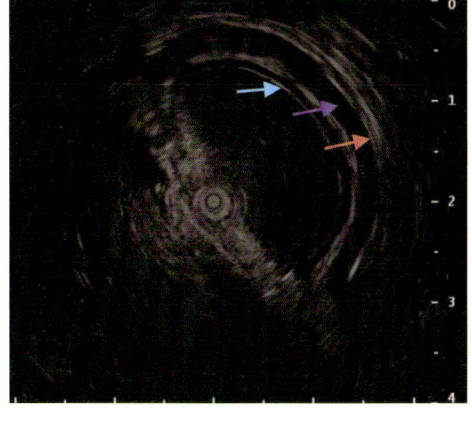

图4-19-5　探头向病变靠近，扫查病变远端，见病变包膜完整（蓝色箭头），固有肌层（紫箭头）及浆膜层（橙色箭头）连续、完整

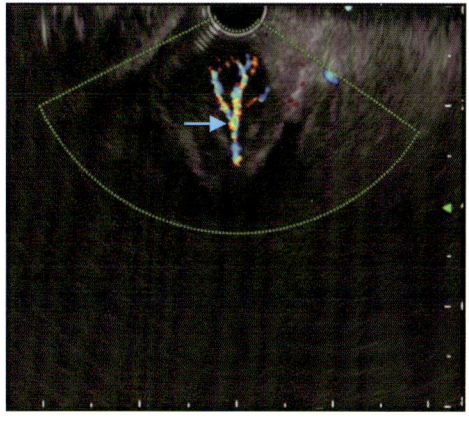

图4-19-6　病变较大，为进一步明确诊断补充扇扫超声检查，可见瘤体内粗大血管供应（蓝色箭头）

49

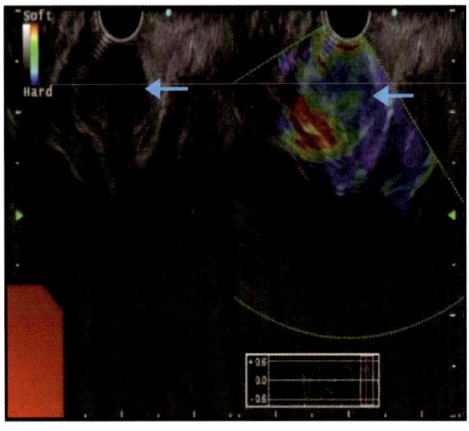

图4-19-7 弹性成像质地中等偏硬（蓝色箭头）

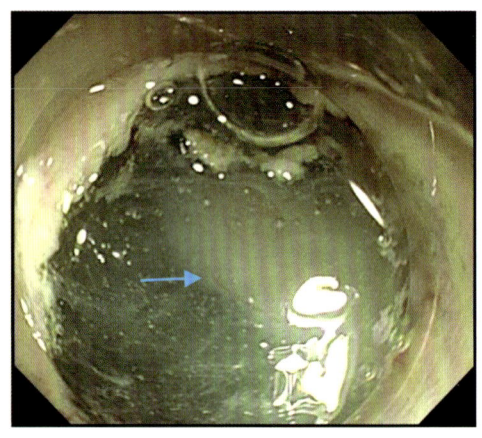

图4-19-8 行ESD治疗，暴露瘤体（蓝色箭头）

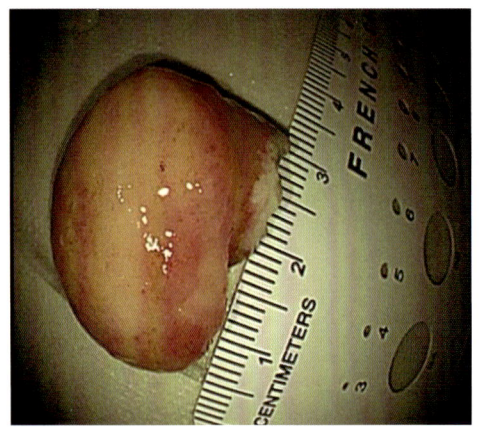

图4-19-9 ESD切除标本，体积2.9 cm×2.5 cm×1.0 cm

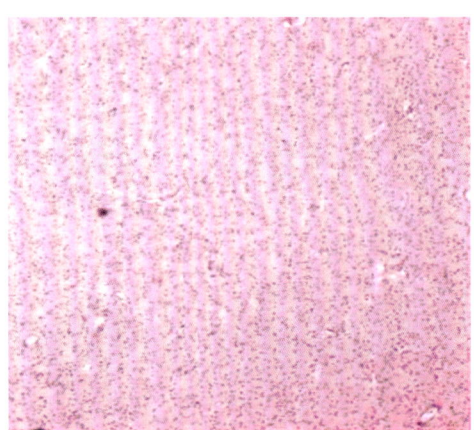

图4-19-10 术后病理：炎症性纤维性息肉。免疫组化：CD34（+），CD117、DOG1、SMA、STAT6均（-）

参考文献

[1] MAKHLOUF HR, SOBIN LH. Inflammatory myofibroblastic tumors（inflammatory pseudotumors）of the gastrointestinal tract: how closely are they related to inflammatory fibroid polyps? [J]. Human Pathology, 2002, 33(3): 307-315.

[2] 刘丹,王坚,陈淼,等.胃肠道炎症性纤维性息肉37例临床病理学观察[J].中华病理学杂志, 2016, 45(6): 381-386.

4.20 血管球瘤

血管球瘤（glomus tumor，GT）是一种罕见的间叶源性肿瘤，起源于血管球体（一种没有毛细血管床的动静脉吻合），以四肢远端好发，而发生于胃的血管球瘤临床罕见。病因尚不明确，绝大多数是良性，极少恶变。最常见的部位是胃窦，胃体、胃底也有报道。胃镜检查通常表现为胃黏膜下肿物，表面黏膜光滑，触之韧，少数伴有溃疡、出血。

小探头超声内镜：胃壁黏膜下层或固有肌层可见局限性低回声光团，回声不均，可见高回声斑点，边缘可伴声晕，也可累及黏膜层和浆膜层。与间质瘤、神经内分泌肿瘤、平滑肌瘤或异位胰腺较相似，鉴别较为困难，需结合影像学综合判断，确诊需要病理。

典型病例

患者，女，45岁，因腹部不适至当地医院就诊，胃镜检查发现胃窦黏膜下隆起性病变。腹部CT增强扫描考虑间质瘤。

【诊断及治疗过程】

见图4-20-1~图4-20-7。

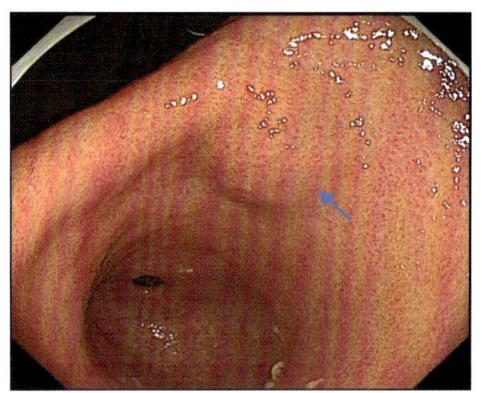

图4-20-1　胃窦小弯侧见一直径约1.5 cm缓坡隆起（蓝色箭头），表面黏膜光滑，触之韧，可活动

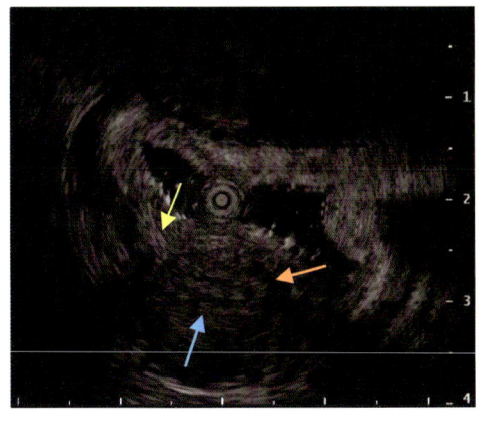 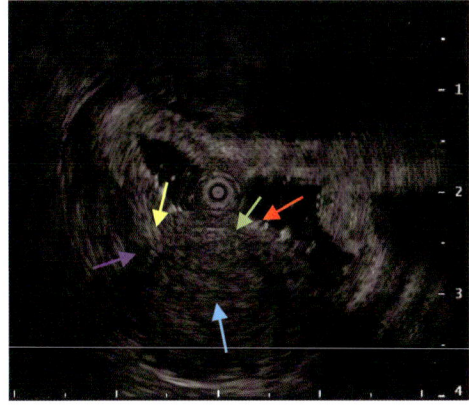

图4-20-2　小探头超声内镜：病变（蓝色箭头）呈不均质中低回声，无明显包膜，伴有声晕（橙色箭头），与固有肌层（紫色箭头）分界不清，源自黏膜下层（黄色箭头）。黏膜层连续（红色箭头），黏膜肌层（绿色箭头）清晰

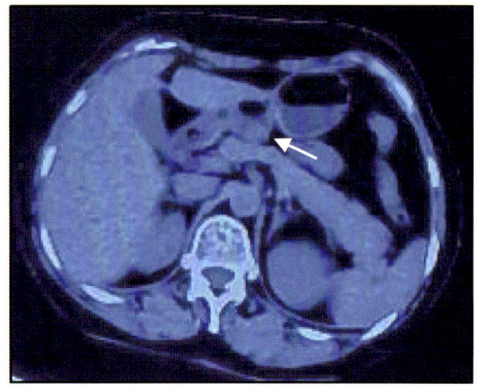

图4-20-3 腹部CT平扫，胃窦后壁（箭头）见一软组织结节隆起

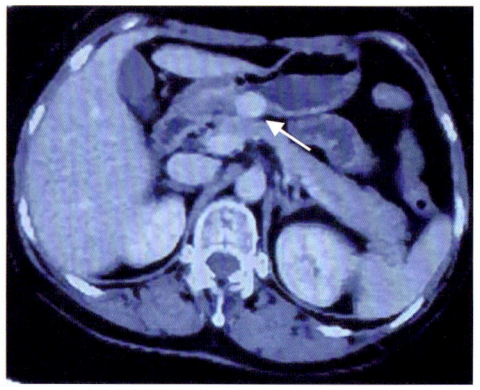

图4-20-4 腹部CT增强，胃窦后壁见一软组织结节隆起（箭头），明显强化，同水平腹主动脉同时强化

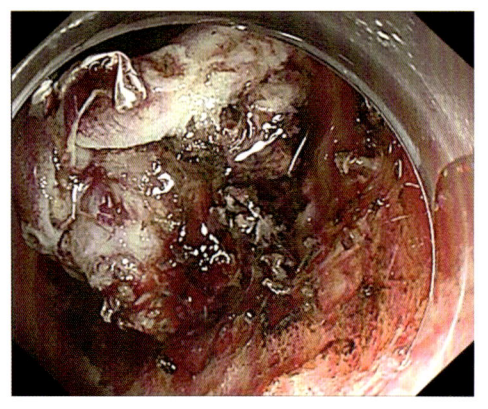

图4-20-5 切除术中见病灶与固有肌层层次不清晰，病灶周围血管网丰富，极易出血

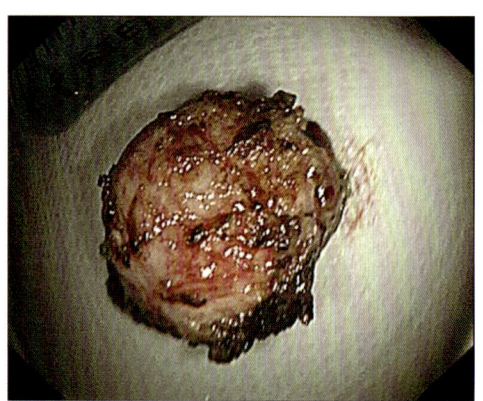

图4-20-6 完整切除的瘤体标本，触之质地韧

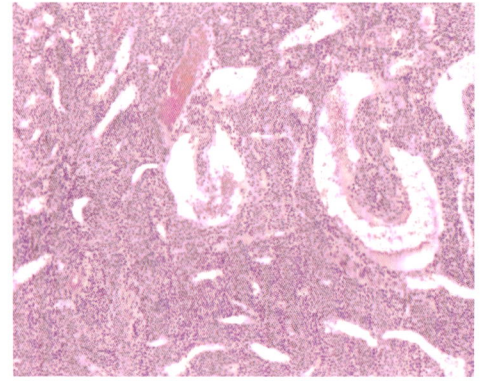

图4-20-7 术后病理：（胃窦小弯）血管球瘤，体积1.6 cm×1.3 cm×1.3 cm，未累及切除面。免疫组化：SMA（+），Syn（+），CD117（-）、CD34（血管+），CK（-）、DOG1（-）

参考文献

[1] YILDIZ P, GUCIN Z, ARICI DS, et al. Glomus tumor of the stomach [J]. Turk J Surg, 2018, 34(1): 62-64.

[2] CHABOWSKI M, PASZKOWSKI A, SKOTARCZAK J, et al. Glomus tumor of the stomach – a case report and a literature review [J]. Pol Przegl Chir, 2016, 88(6): 356-358.

[3] TANTIA M, SURYAWANSHI PR, GUPTA A, et al. Gastric glomus tumour: A case report [J]. J Minim Access Surg, 2021, 17(4): 551-553.

4.21　肠道子宫内膜异位症

肠道子宫内膜异位症（bowel endometriosis, BE）是指有生长活力的子宫内膜腺体和基质自肠管的浆膜层向内浸润，在直肠壁内非癌性生长，受卵巢激素周期性影响，产生肛门坠胀、里急后重、经期便血等临床症状的疾病。病灶常位于浆膜下及固有肌层，黏膜下层亦可能受累，但病灶累及黏膜层者相对罕见。

超声内镜下表现：浆膜层及固有肌层低回声病变，边界不清，较少累及黏膜层。

因激素周期变化，异位子宫内膜组织往往会继发出血、液化，从而可探查到内部回声不匀。病理是诊断肠道子宫内膜异位症的金标准。

典型病例

患者，女，33岁，因"腹泻"行肠镜检查，直肠见一隆起性病变。

【诊断过程】

见图4-21-1~图4-21-5。

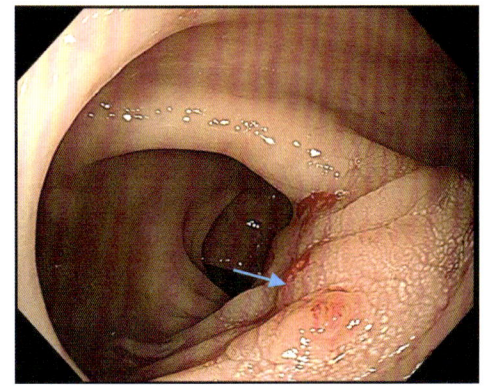

图4-21-1　距肛门约5 cm见大小约3 cm×2 cm黏膜下隆起（蓝色箭头），表面黏膜粗糙

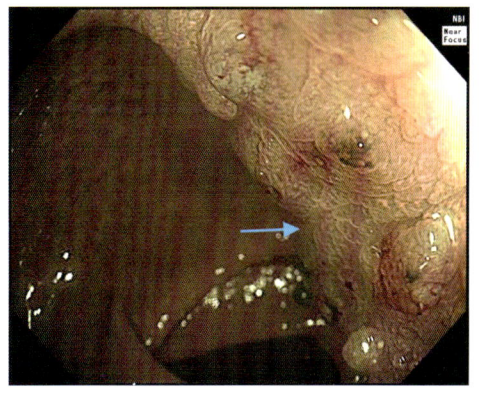

图4-21-2　NBI Near Focus观察病变（蓝色箭头）表面腺管排列尚规则，微血管未见明显增粗或中断

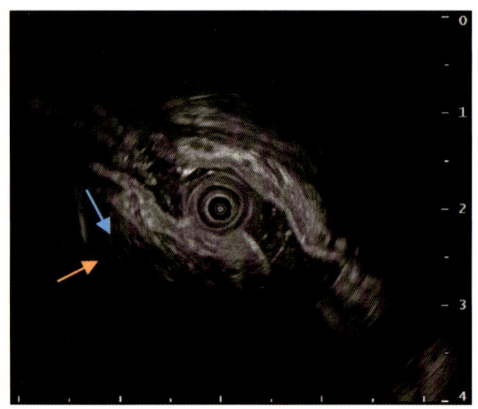 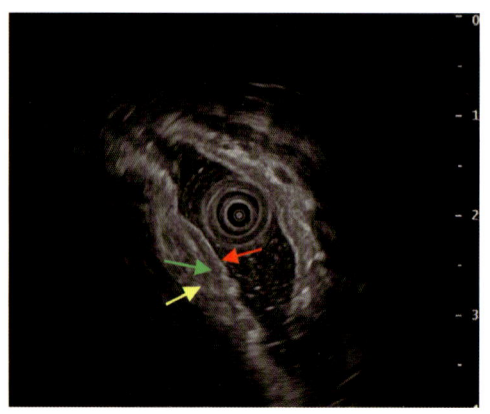

图4-21-3 小探头超声内镜见病变（蓝色箭头）处固有肌层增厚，弥漫低回声，内回声不均，边界不清；远场因超声衰减，浆膜层显示不清（橙色箭头）

图4-21-4 探头远离病变，探查病变表面，见病变向内累及黏膜下层（黄色箭头）及黏膜肌层（绿色箭头），致黏膜下层增厚呈不均匀低回声，黏膜肌层中断；表面黏膜层尚连续、完整（红色箭头）。考虑病变自浆膜向内浸润，尚未累及黏膜层，为明确诊断深挖活检8块

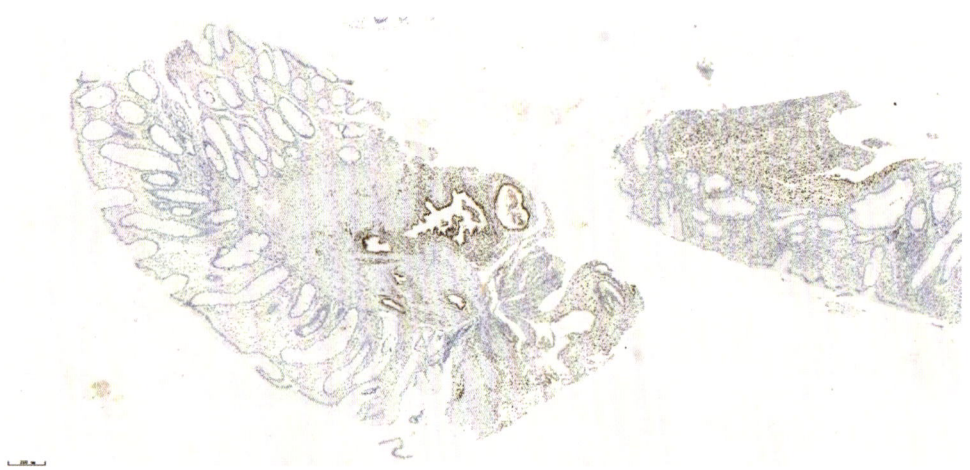

图4-21-5 活检病理：直肠黏膜水肿，急慢性发炎，于黏膜层及黏膜肌内查见异位的子宫内膜组织；符合子宫内膜异位。免疫组化：ER（+）、CD110（+）、CD117（-）、CD34（血管+）、DOG1（-）、SMA（平滑肌+）、Ki-67（个别+）

参考文献

[1] REMORGIDA V, FERRERO S, FULCHERI E, et al. Bowel endometriosis: presentation, diagnosis, and surgical treatment [J]. Obstetrical Gynecological Survey, 2007, 62(7): 461-470.

[2] TARJANNE S, SJOBERG J, HEIKINHEIMO O. Rectovaginal endometriosis–characteristics of operative treatment and factors predicting bowel resection [J]. Journal of Minimally Invasive Gynecology, 2009,16(3):302-306.

[3] 黄佳亮, 程桂莲, 吴伟, 等. 内镜超声诊断肠道子宫内膜异位症二例 [J]. 中华消化内镜杂志, 2020, 37(7): 518-520.

4.22 碰撞瘤

碰撞瘤是由两种不同的组织学成分组成的肿瘤，彼此并列生长，无相互交织区域，是一种罕见肿瘤，术前活检通常只涉及肿瘤多种成分中的一种，因此在根治性手术切除术前很难准确诊断。

碰撞瘤的诊断标准：①必须存在两种组织结构及起源不同的肿瘤成分；②这两个组成部分必须有一些分离，即使存在混合区域，仍能确认为双重起源；③在碰撞区域，还可观察到各种过渡模式，在诊断碰撞瘤前应排除转移瘤。根据碰撞肿瘤成分的不同小探头超声内镜可有不同表现。

【典型病例】

患者，男，67岁，因"上腹痛1周余"于我科行胃肠镜检查。

【诊断及治疗过程】

见图 4-22-1～图 4-22-6。

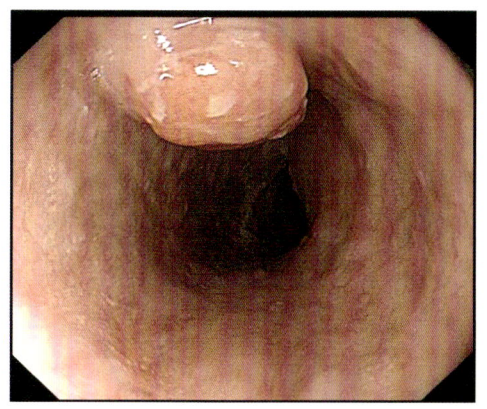

图 4-22-1　胃镜示距门齿 24 cm 见 1 处直径约 1.5 cm 黏膜隆起，表面粗糙发红

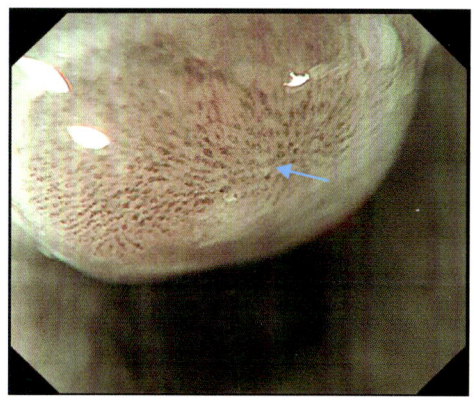

图 4-22-2　NBI 放大内镜观察示背景黏膜呈茶褐色改变（蓝色箭头），上皮内乳头状毛细血管襻（intra-epithelial papillary capillary loop, IPCL）迂曲扩张呈 BI 型改变

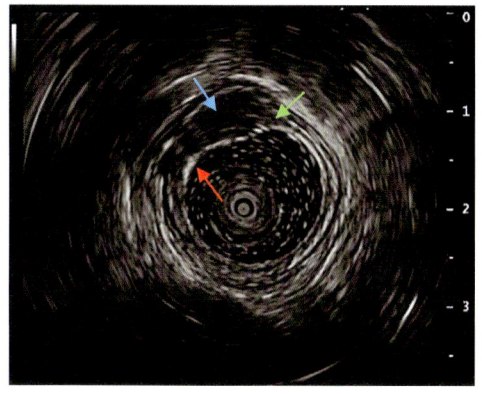

图 4-22-3　小探头超声内镜：病变（蓝色箭头）源于黏膜肌层（绿色箭头），呈低回声，形态规整，包膜清晰，表面黏膜层略增厚（红色箭头）

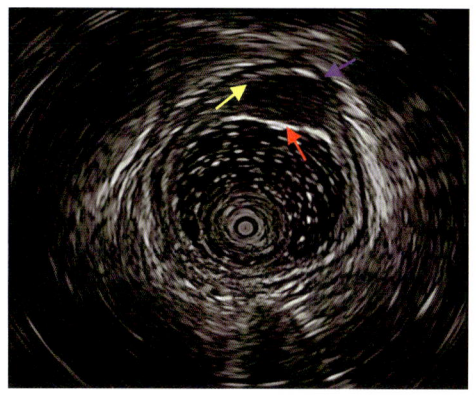

图 4-22-4　超声示病变黏膜层（红色箭头）增厚，黏膜下层（黄色箭头）、固有肌层（紫色箭头）清晰完整，未见明显异常

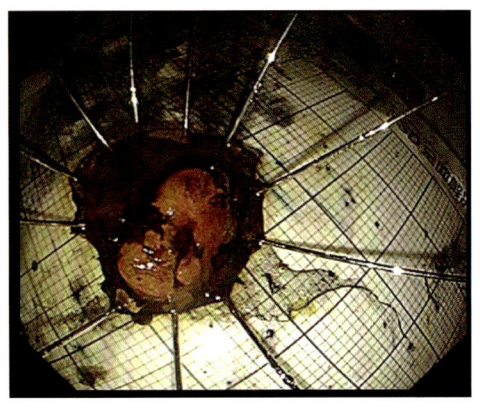

图4-22-5　ESD后标本

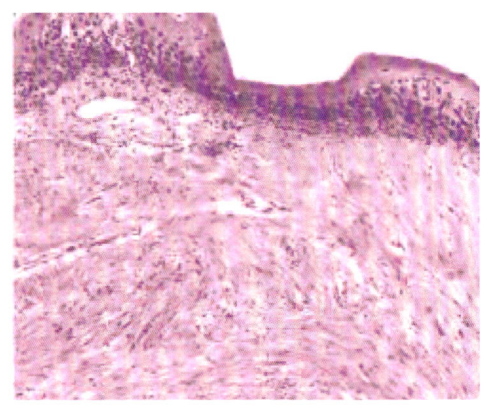

图4-22-6　术后病理：食管平滑肌瘤，部分鳞状上皮呈高级别上皮内瘤变

4.23　弥漫性平滑肌瘤病

食管弥漫性平滑肌瘤病（diffuse esophageal leiomyomatosis）又称螺旋状食管，是一种罕见的食管运动障碍性疾病。其病理特征是食管肌层阶段性环周增厚，以吞咽困难和胸痛为主要临床表现。部分患者合并Alport综合征。需要与恶性食管肿瘤、贲门失弛缓症、胡桃夹食管等鉴别。该病主要是食管受累，偶尔可延伸到胃上部，也可能合并气管、支气管或生殖道的平滑肌瘤。该病的诊断尚无统一标准，既往诊断主要依靠病史、影像学、病理等。

内镜下可见食管腔节段性狭窄，表面黏膜光滑，可见螺旋状收缩环，局部可见结节样隆起，食管舒张不充分，内镜通过困难，贲门收缩舒张正常。

小探头超声内镜检查可见食管壁层次清晰无融合，固有肌层明显增厚，呈均质低回声。层次是否融合是鉴别此病与食管黏膜下浸润生长的恶性肿瘤的关键。

典型病例

病例1：患者，男，40岁，吞咽困难1个月来诊。CT显示食管壁增厚，怀疑食管弥漫性平滑肌瘤病。

【诊断过程】

见图4-23-1~图4-23-3。

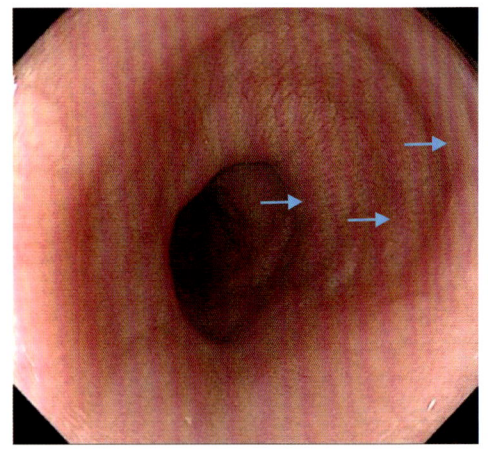

图4-23-1　中下段食管黏膜光滑，舒张不充分，可见螺旋状收缩环（蓝色箭头）

4 不同疾病小探头超声内镜表现

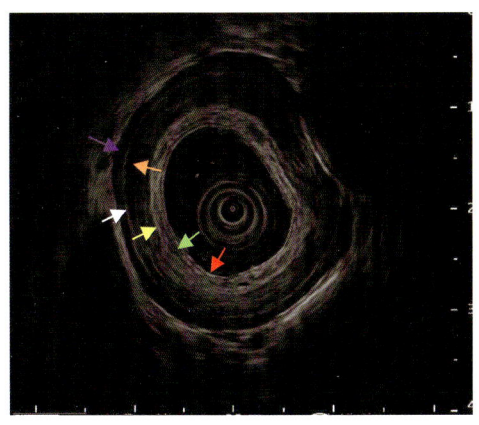

图4-23-2 小探头超声内镜：中下段黏膜层（红色箭头）、黏膜肌层（绿色箭头）、固有肌层（紫色箭头）层次清晰，固有肌层增厚，可见环行肌（橙色箭头）与纵行肌（紫色箭头）间的肌间隔（白色箭头）

病例 2：患儿，男，7岁，因进食阻挡感2年余来诊，其母有Alport综合征病史。

【诊断过程】

见图4-23-4~图4-23-6。

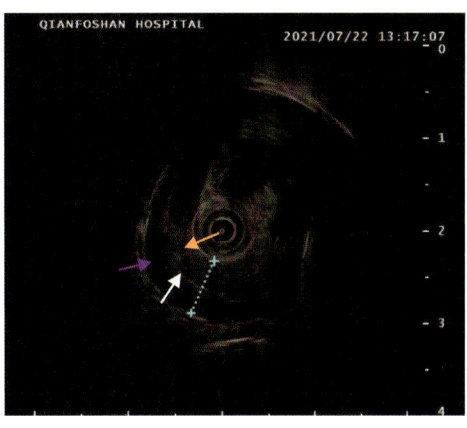

图4-23-3 小探头超声内镜：中下段食管管壁固有肌层均匀增厚，层次清晰，最厚处达6.1 mm（橙色箭头为固有肌层环行肌，白色箭头为肌间隔，紫色箭头为固有肌层纵行肌）

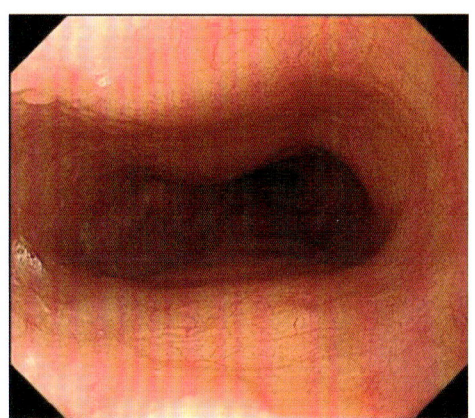

图4-23-4 中段食管黏膜光滑，无明显扩张

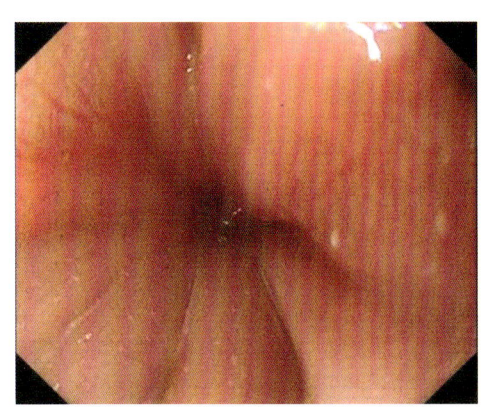

图4-23-5 食管下段黏膜光滑，腔狭窄

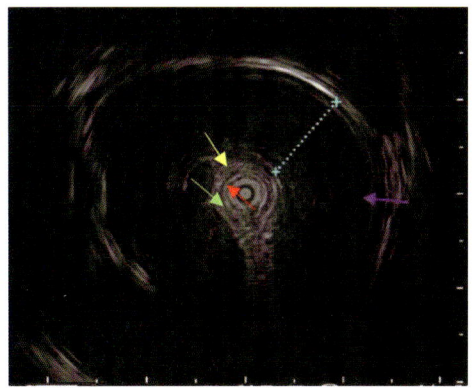

图4-23-6 小探头超声内镜：中下段及贲门管壁固有肌层弥漫性均匀增厚，呈低回声，最厚达9.7 mm（紫色箭头为固有肌层），黏膜层（红色箭头）、黏膜肌层（绿色箭头）、黏膜下层（黄色箭头）层次清晰

57

参考文献

[1] ZIOGAS I, MYLONAS K, TSOULFAS G, et al. Diffuse Esophageal Leiomyomatosis in Pediatric Patients: A Systematic Review and Quality of Evidence Assessment [J]. European Journal of Pediatric Surgery, 2019, 29(6): 487-494

[2] AKIRA H, YUJI M, MOTOHIRO E. Diffuse esophageal leiomyomatosis diagnosed by endoscopic ultrasonography and endoscopic mucosal cutting biopsy [J]. Digestive endoscopy, 2017, 29(3): 395-396.

4.24 贲门失弛缓症

贲门失弛缓症（achalasia of cardia，AC）是一种食管动力障碍性疾病，其特点是食管体平滑肌无效蠕动和食管下段括约肌松弛障碍。患者常表现为吞咽困难、反流和胸痛，或伴有体重减轻。临床上出现上述典型表现的患者可疑诊为贲门失弛缓症，主要诊断方法包括食管造影、内镜检查和高分辨率食管测压。

小探头超声内镜：下段食管固有肌层增厚明显，且以环行肌增厚为主，但管壁各层次连续，界限清晰，无异常回声包块。通过小探头超声内镜表现可以鉴别因肿瘤浸润而引起的假性贲门失弛缓症。

典型病例

患者，女，49岁，反复恶心、呕吐3年，吞咽困难3天来诊。

【诊断及治疗过程】

见图4-24-1~图4-24-6。

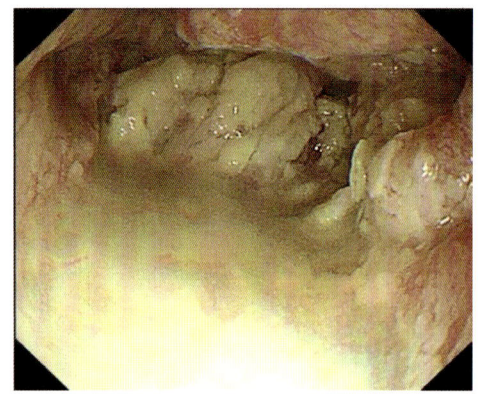

图4-24-1 食管腔明显扩张，腔内见大量食物，下端迂曲

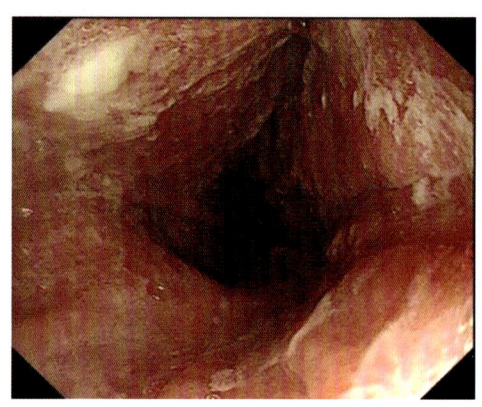

图4-24-2 吸引冲洗后见黏膜明显充血水肿，血管纹理消失

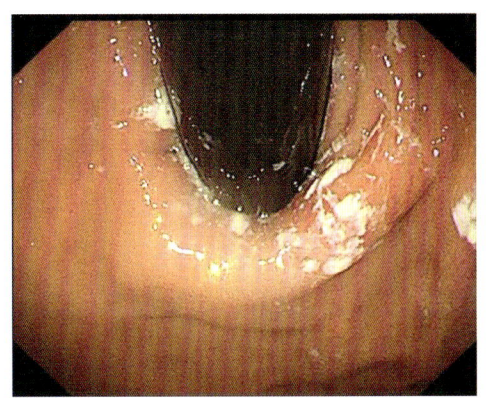

图4-24-3 倒镜见贲门紧裹镜身

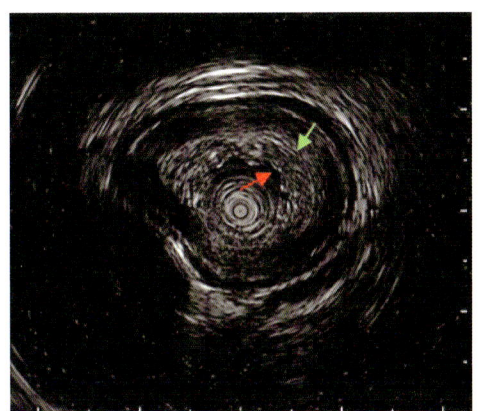 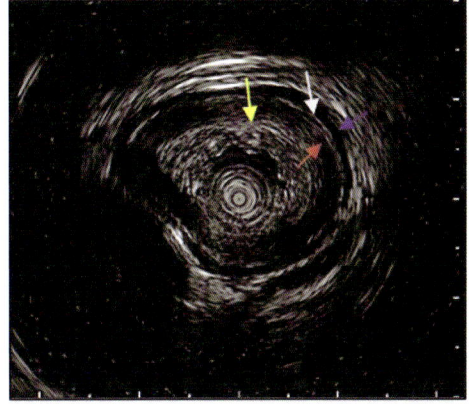

图4-24-4 小探头超声示黏膜层（红色箭头）增厚，固有肌层环行肌（橙色箭头）、纵行肌（紫色箭头）均增厚，厚达4.5 mm，层次清晰，白色箭头为肌间隔，未见异常回声团块，黏膜肌层（绿色箭头）、黏膜下层（黄色箭头）层次清晰

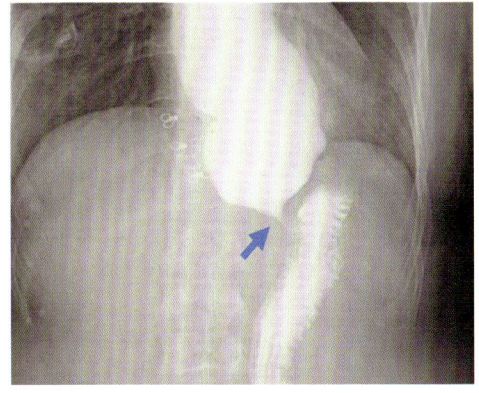 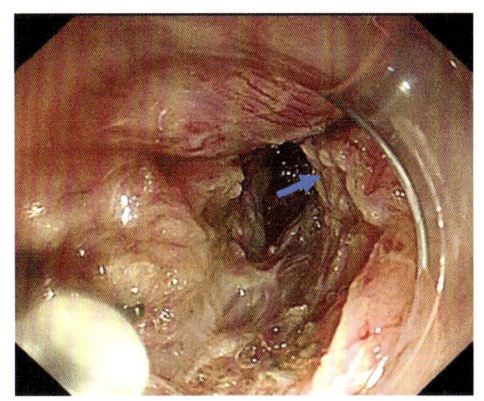

图4-24-5 上消化道钡餐造影显示中下段食管明显扩张，下段扭曲，贲门处为"萝卜根"样表现（蓝色箭头），考虑贲门失弛缓症

图4-24-6 经口内镜食管下括约肌切开术（POEM）术中切断环行肌，见环行肌（蓝色箭头）明显增厚

参考文献

[1] MINAMI H, INOUE H, ISOMOTO H, et al. Clinical application of endoscopic ultrasonography for esophageal achalasia [J]. Dig Endosc, 2015, 27(Suppl 1): 11-16.

[2] LI SW, TSENG PH, CHEN CC, et al. Muscular thickness of lower esophageal sphincter and therapeutic outcomes in achalasia: A prospective study using high-frequency endoscopic ultrasound [J]. J Gastroenterol Hepatol, 2018, 33(1): 240-248.

4.25 阑尾黏液性肿瘤

阑尾黏液性肿瘤（appendiceal mucinous neoplasms，AMNs）较为罕见，在消化道恶性肿瘤中仅占0.4%~1%。近些年发病率呈增高趋势，男女比例相当。AMNs临床表现不一，缺乏特异性。疾病早期可无症状，部分患者由于肿瘤分泌黏液导致的阑尾管腔扩张，出现类似急慢性阑尾炎的症状。AMNs通常在因怀疑阑尾炎行手术切除时被偶然发现，半数以上患者诊断时已有腹膜受累，因此，早期诊断显得尤为重要。

AMNs常见的白光内镜下表现为阑尾开口处的黏膜下隆起；黄色黏液自阑尾开口流出，呈"鱼眼征"，活检钳牵拉可见丝状物；阑尾口火山口样变。

小探头超声可见厚壁、黏液囊肿，根据黏液性质及患病时间不同，可有以下3种表现：①黏膜下无回声病变，且内部可见散在高回声点状物；②均匀等回声或略低回声病变；③混杂等低回声，多呈盘绕样，病变外周到中心，回声略有降低，且病变和周边组织分界清晰呈"洋葱皮"样改变。这与黏液的黏蛋白浓度及堵塞的严密程度相关。

典型病例

病例1：患者，男，51岁，健康查体行肠镜检查见阑尾开口处一黏膜下隆起。

【诊断及治疗过程】

见图4-25-1~图4-25-6。

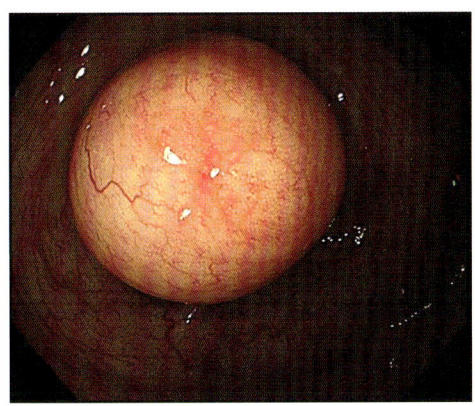

图4-25-1 阑尾开口处大小约2.0 cm×1.5 cm 黏膜下隆起，表面张力高，表面黏膜同周围。阑尾开口被挤至一旁，不可显示。活检钳触之质韧

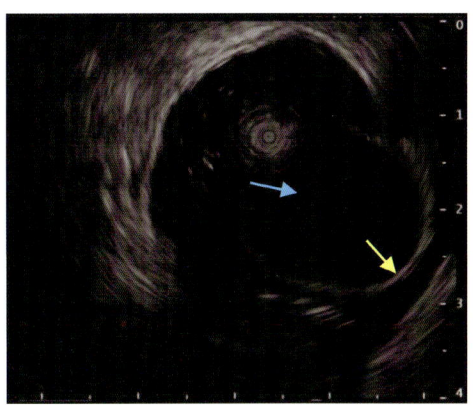

图4-25-2 小探头超声内镜见阑尾区隆起呈无回声（蓝色箭头），内可见点状高回声，包膜完整（黄色箭头）

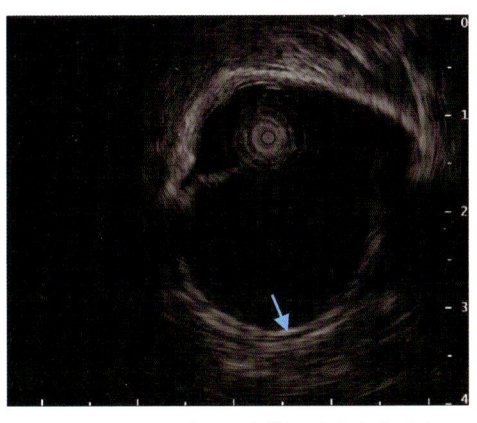

图4-25-3 远端见回声增强（蓝色箭头）

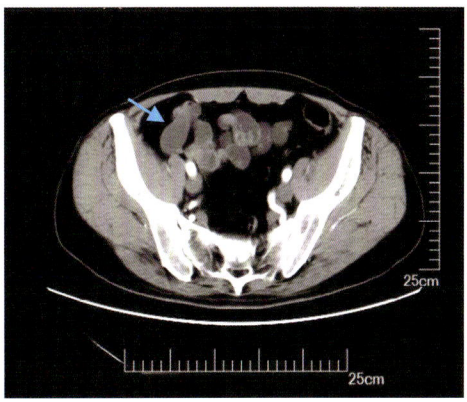

图4-25-4 完善盆腹腔CT见阑尾腔扩张（蓝色箭头），内见囊状低密度

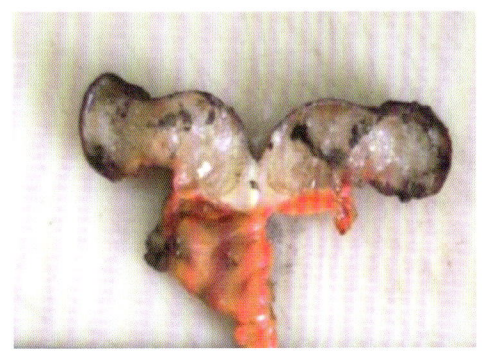

图4-25-5 行阑尾肿瘤+盲肠切除术。大体标本：阑尾残端见体积2.1 cm×2.1 cm×1.9 cm 肿物，切面管腔明显扩张，内含灰白色胶冻样物

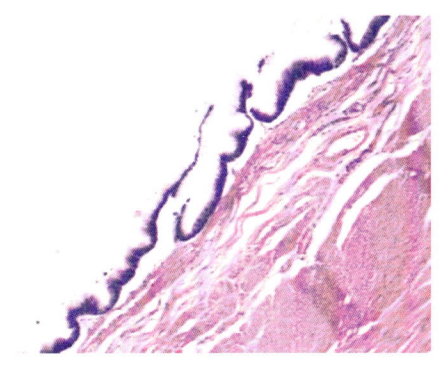

图4-25-6 术后病理：低级别阑尾黏液性肿瘤（LAMN），未侵犯阑尾管壁及残端切线

病例2：患者，男，61岁，发现癌胚抗原（CEA）升高（最高约16 U/L）1年。既往"阑尾炎"病史3年。肠镜检查见阑尾开口一黏膜下隆起。

【诊断及治疗过程】

见图4-25-7~图4-25-12。

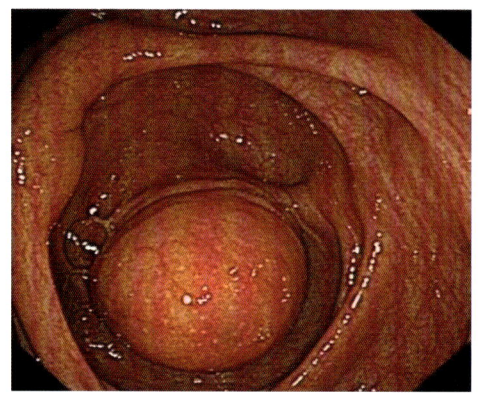

图4-25-7 阑尾开口直径约3 cm黏膜下隆起，表面张力高，表面黏膜同周围。阑尾开口被挤至一旁，不可显示

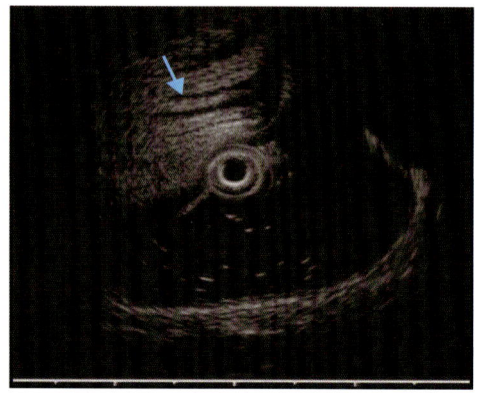

图4-25-8 小探头超声内镜见阑尾病变区（蓝色箭头）呈混杂回声，层叠排列，呈"洋葱皮"样改变

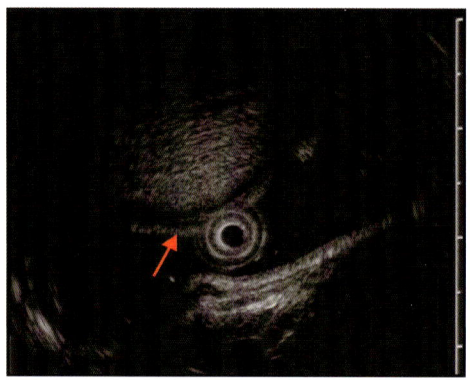

图4-25-9 病变表面黏膜层（红色箭头）回声连续、完整。由于病变较大，远端显示不清

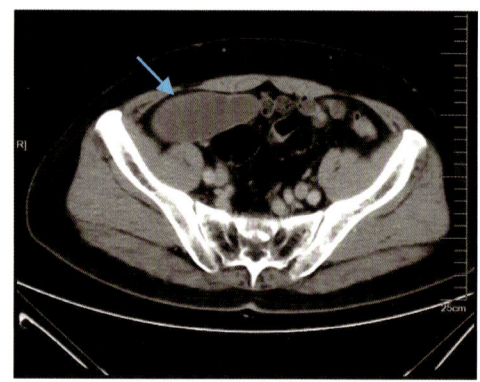

图4-25-10 腹部CT示阑尾囊状低密度（蓝色箭头），考虑黏液瘤

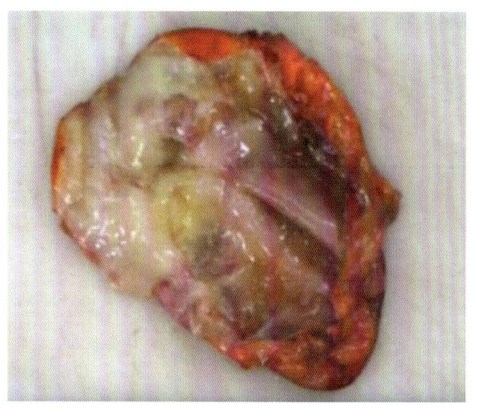

图4-25-11 行盲肠及阑尾切除术。大体标本：阑尾切面腔内含黄色胶冻样物

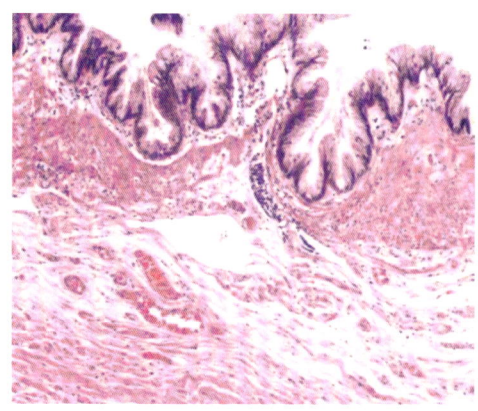

图4-25-12 术后病理：LAMN，黏液大部分位于腔内，局部至肌层内。未累及浆膜面及残端切线

参考文献

[1] MCCUSKER ME, TR Coté, CLEGG LX, et al. Primary malignant neoplasms of the appendix: A population-based study from the surveillance, epidemiology and end-results program, 1973-1998[J]. Cancer, 2002, 94(12): 3307-3312.

[2] SMEENK RM, VELTHUYSEN M, VERWAAL VJ, et al. Appendiceal neoplasms and pseudomyxoma peritonei: a population based study[J]. European Journal of Surgical Oncology, 2008, 34(2): 196-201.

[3] CARR NJ, CECIL TD, MOHAMED F, et al. A Consensus for Classification and Pathologic Reporting of Pseudomyxoma Peritonei and Associated Appendiceal Neoplasia The Results of the Peritoneal Surface Oncology Group International（PSOGI）Modified Delphi Process[J]. American Journal of Surgical Pathology, 2016, 40(1): 14-26.

4.26 良性结肠狭窄

良性结肠狭窄是肠梗阻的重要原因之一，常见病因包括炎症性肠病（IBD）、缺血性结肠炎、憩室病等。

良性结肠狭窄根据病因不同在内镜下可有不同表现，小探头超声内镜对于狭窄性质的鉴别有重要意义，良性狭窄一般在超声内镜下表现为管壁增厚，肠壁层次分界清晰，而恶性狭窄一般管壁层次分界不清，融合呈低回声团块影。

典型病例

患者，男，56岁，因"停止排气排便伴腹痛腹胀5天"入院。腹部CT：降结肠管壁增厚及周围渗出性改变，考虑结肠癌。

【诊断过程】

见图4-26-1~图4-26-5。

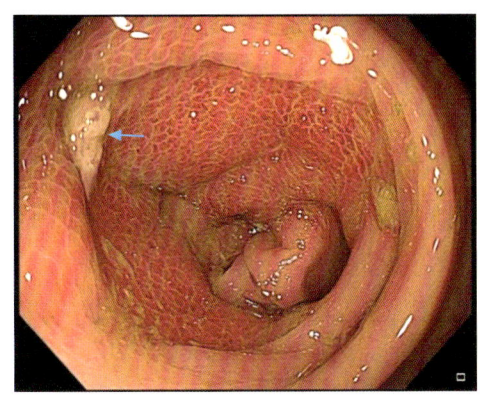

图4-26-1　降结肠距肛35 cm见一直径0.8 cm溃疡（蓝色箭头），覆白苔，周围黏膜明显充血水肿，肠腔狭窄，内镜尚能通过

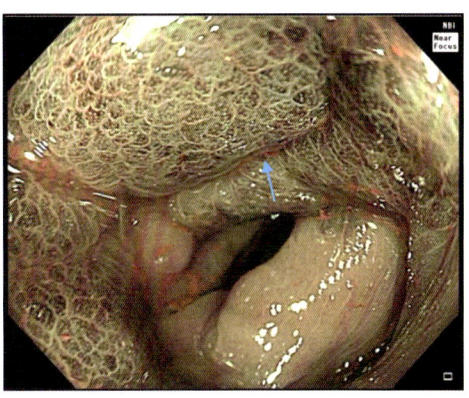

图4-26-2　NBI Near Focus观察病变表面（蓝色箭头）可见I型腺管开口

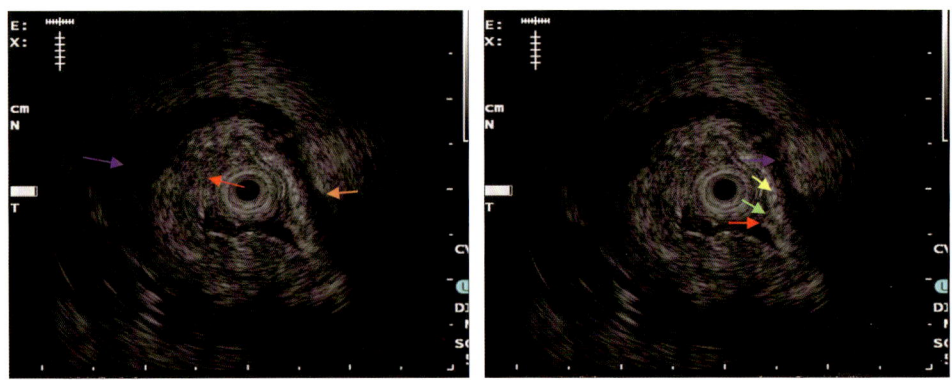

图4-26-3 小探头超声内镜：病变处黏膜层（红色箭头）及固有肌层（紫色箭头）明显增厚。对侧正常区域（橙色箭头）管壁层次清晰（黏膜层—红色箭头、黏膜肌层—绿色箭头、黏膜下层—黄色箭头、固有肌层—紫色箭头）

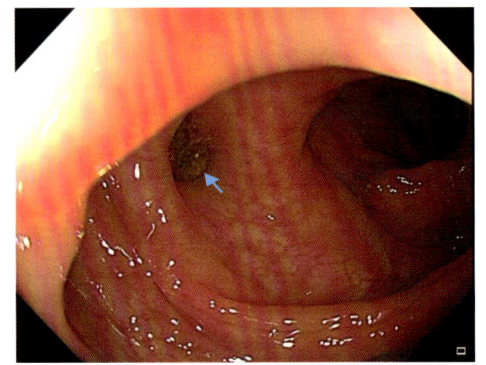

图4-26-4 降结肠另见多发直径0.5~0.6 cm憩室（蓝色箭头），部分内见粪便嵌顿

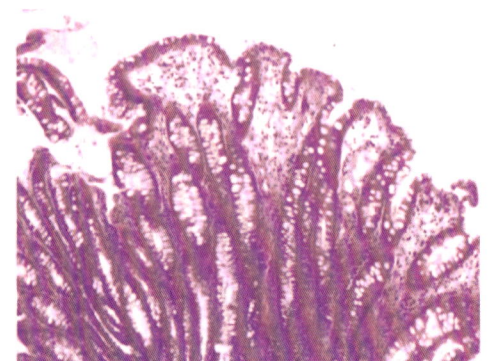

图4-26-5 活检病理：（降结肠）黏膜充血、水肿，轻度慢性发炎。结合小探头超声内镜表现，患者结肠狭窄考虑憩室炎所致，非肿瘤性，抗感染治疗后症状改善出院

4.27 消化道转移癌

消化道转移癌是指癌细胞从原发部位经血管、淋巴管或其他途径侵袭胃肠道继续生长，形成与原发肿瘤相同组织学类型的肿瘤。临床发病率较低，此类患者属肿瘤晚期，生存期较短，预后差。常见的可以转移到消化道的恶性肿瘤包括肺癌、乳腺癌、肝癌、肾癌、骨肉瘤和恶性黑色素瘤等。另外，消化道原发肿瘤可通过管壁内的淋巴管网转移至消化道其他部位，形成壁内转移灶，最常见的是食管癌，其次是胃癌和结肠癌。

小探头超声内镜下表现：超声内镜下表现取决于病变发现的时机，早期可表现为黏膜下层或黏膜深层低回声团块影，但其回声一般高于平滑肌瘤或间质瘤，管壁其余层次清晰。随着病变进展，与原发消化道进展期肿瘤超声内镜下表现类似，表现为中低回声团块影，常伴有管壁层次的融合、消失，表面溃疡或糜烂者可见黏膜层中断。

典型病例

病例1：患者，男，74岁，因"进食后梗阻感半年，加重1个月"就诊。

【诊断过程】

见图4-27-1~图4-27-4。

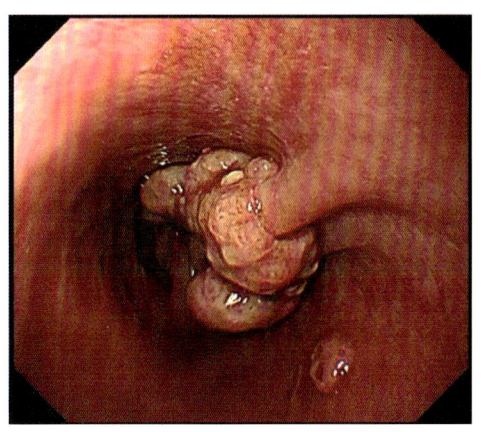

图4-27-1 白光内镜下距门齿26~37 cm可见菜花样不规则隆起病变，覆污秽苔，环食管1/2~2/3周

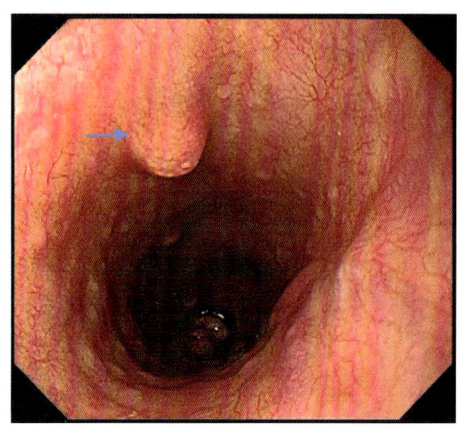

图4-27-2 食管距门齿21~26 cm可见3个直径0.4~0.6 cm隆起，表面光滑，触之韧，活动度差

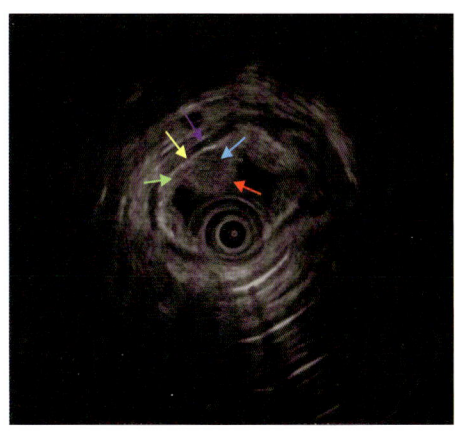

图4-27-3 小探头超声示病变（蓝色箭头）呈低回声光团，源于黏膜深层，边缘可见黏膜肌层清晰（绿色箭头），黏膜浅层（红色箭头）、黏膜下层（黄色箭头）、固有肌层（紫色箭头）及外膜可清晰显示

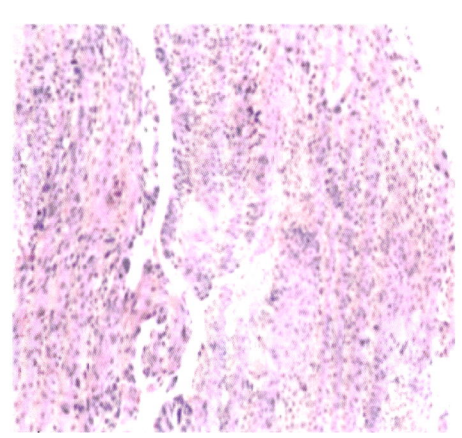

图4-27-4 活检病理：分别于食管距门齿21、26 cm取活检，活检病理示鳞状细胞癌，考虑食管癌壁内转移

病例2：患者，男，64岁，贲门癌术后2个月余复查，原手术病理：（贲门胃底）低分化腺癌，弥漫浸润型，体积14 cm×13 cm×2 cm，侵穿浆膜。于少数脉管内查见癌栓，并局部侵犯神经，累及两端切线。

【诊断过程】

见图4-27-5~图4-27-11。

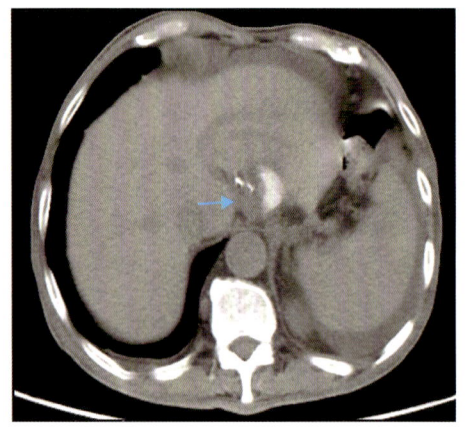

图4-27-5 复查胸腹部CT：吻合口区软组织增厚（蓝色箭头）

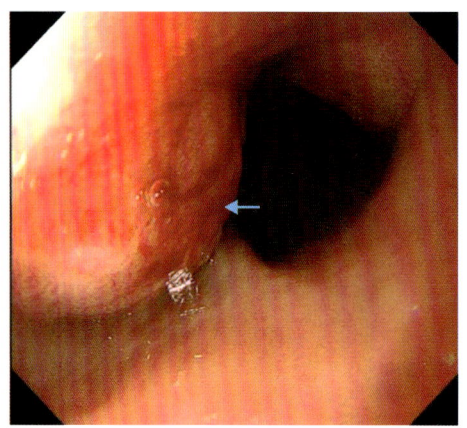

图4-27-6 白光内镜下吻合口下方3 cm残胃胃壁见黏膜增生隆起（蓝色箭头），直径约1.5 cm，表面充血水肿

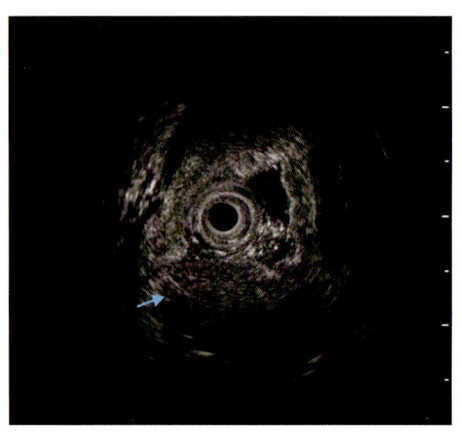

图4-27-7 超声内镜示病变处（蓝色箭头）黏膜层增厚，呈低回声，与黏膜下层分界不清，固有肌层增厚，不能完全显示

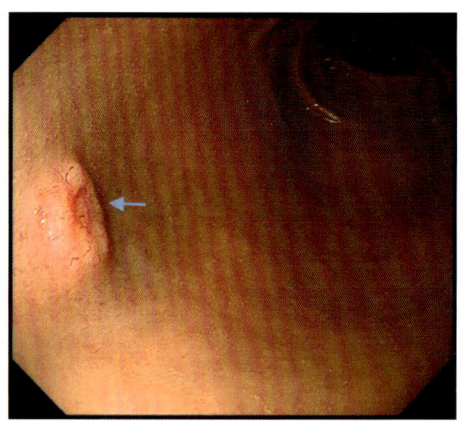

图4-27-8 十二指肠球部见一直径0.6 cm表浅隆起性病变，中央凹陷，可见扩张的微血管

4 不同疾病小探头超声内镜表现

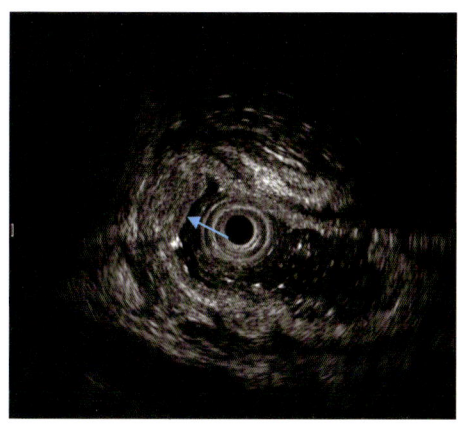

图4-27-9 超声内镜可见病变处黏膜层、黏膜下层增厚融合呈低回声光团

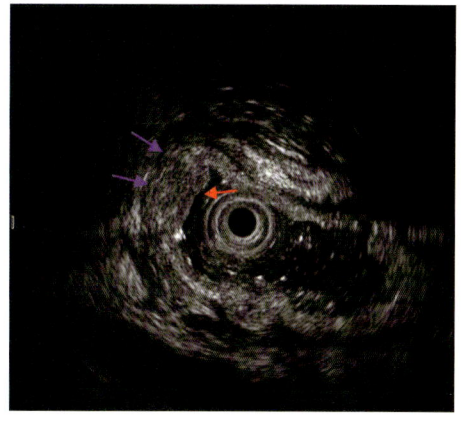

图4-27-10 超声内镜显示病变（红色箭头）处固有肌层（紫色箭头）不连续，考虑为肿瘤累及

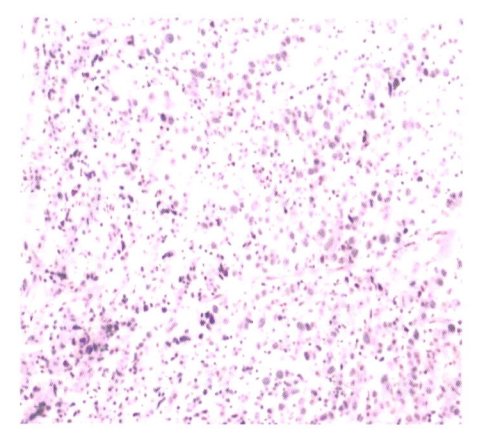

图4-27-11 吻合口下方及十二指肠球部分别取活检，病理：低分化腺癌

参考文献

［1］郑末, 张宝芹, 孙雅静, 等. 上消化道转移癌的内镜表现和临床病理分析（附10例报告）［J］. 中国内镜杂志, 2018, 24(4): 90-94.

［2］TANRIVERDI O, ALKAN A, OZSEKER B, et al. Synchronous duodenum and descending colon metastasis from primary lung neuroendocrine small-cell carcinoma: A case report and review of the literature［J］. J Oncol Pharm Pract, 2020, 26(6): 1524-1529.

4.28 恶性黑色素瘤

恶性黑色素瘤是一类起源于黑色素细胞的高度恶性肿瘤，大部分消化道恶性黑色素瘤为转移瘤，原发性消化道黑色素瘤（primary gastrointestinal melanoma, PGIM）非常罕见，文献报道发病率较高的部位依次为直肠肛管、食管、胃、小肠、结肠等。

小探头超声内镜下表现：与其他恶性肿瘤相似，早期多为黏膜层低回声影，黏膜下层、固有肌层、浆膜层完整连续。进展期一般表现为中低回声团块影，常伴有管壁层次的融合、消失。

典型病例

患者，男，63岁，因"右上腹部疼痛不适2个月"入院，行胸部、上腹部CT：符合双肺转移、左侧腋窝淋巴结转移、肝内转移、第9胸椎转移CT表现，建议进一步检查。

【诊断过程】

见图4-28-1~图4-28-3。

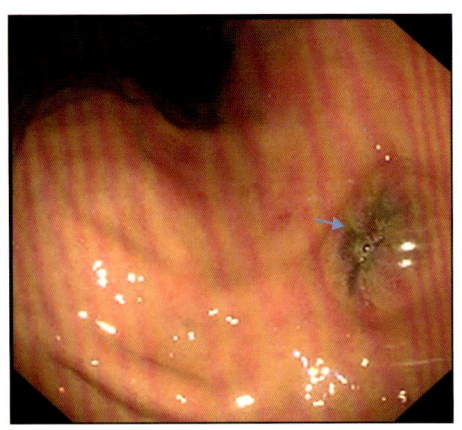

图4-28-1　胃体大弯、前壁、小弯散在数个直径0.6~1.0 cm隆起性病变，中央凹陷，可见黑色素沉着（蓝色箭头）

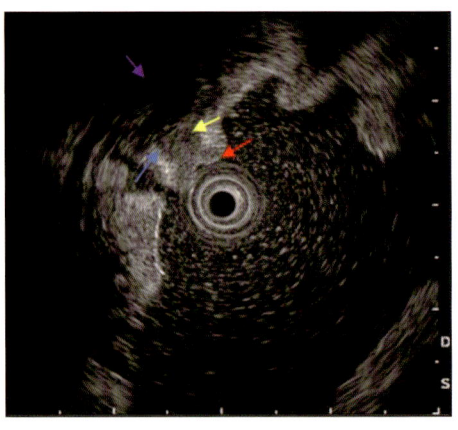

图4-28-2　小探头超声内镜见病变（蓝色箭头）顶端黏膜层中断（红色箭头），黏膜层、黏膜下层增厚融合呈低回声（黄色箭头），形态呈"火山口"样改变，固有肌层及浆膜层显示不清（紫色箭头）

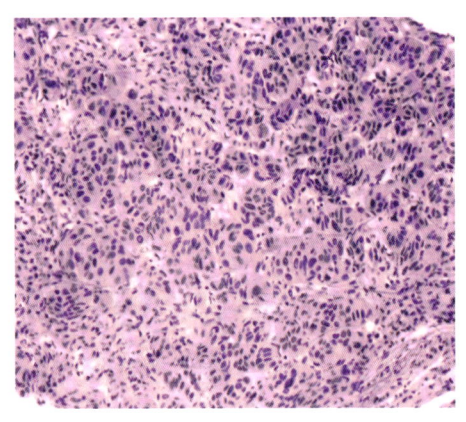

图4-28-3　活检病理：恶性黑色素瘤

参考文献

中华医学会病理学分会, 中华医学会病理学分会皮肤病理学组.黑色素瘤病理诊断临床实践指南(2021版)［J］.中华病理学杂志, 2021, 50(6):572-582.

4.29 消化道早期癌

早期食管癌

早期食管癌（early esophageal cancer, EEC）是指病灶局限于黏膜层和黏膜下层，不伴有淋巴结转移的食管癌。白光及色素内镜可以发现早期食管癌，并判断病变性质、范围，能否内镜下切除尚需要精准判断浸润深度。小探头超声内镜结合白光、色素内镜可以判断早期食管癌的浸润深度，指导治疗方式选择。

小探头超声内镜下表现为黏膜层融合增厚，其余管壁层次清晰。除此以外，小探头超声内镜对于特殊类型早期食管癌诊断也有重要作用。

典型病例

病例1：患者，男，54岁，查体发现食管病变。

【诊断及治疗过程】

见图4-29-1~图4-29-6。

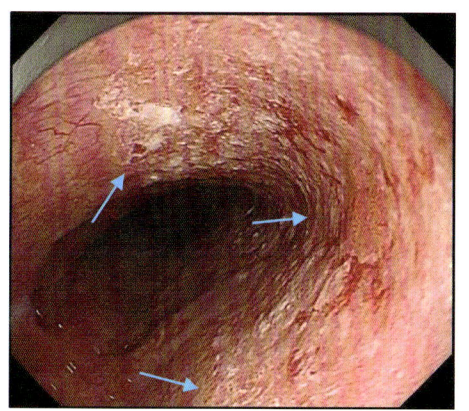

图4-29-1　白光内镜：食管中段右后壁黏膜粗糙、发红（蓝色箭头），环周约2/3，局部覆白苔，血管纹理消失

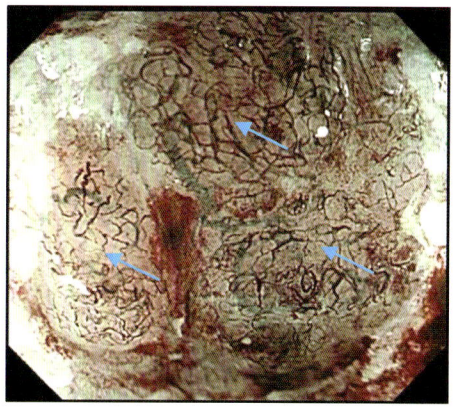

图4-29-2　NBI放大观察大部分区域IPCL呈B1型改变，局部呈B2型改变（蓝色箭头）

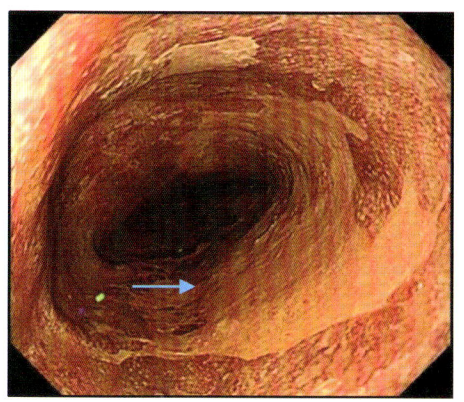

图4-29-3　染色后病变处呈不染区（蓝色箭头），边界清，局部粉色征阳性

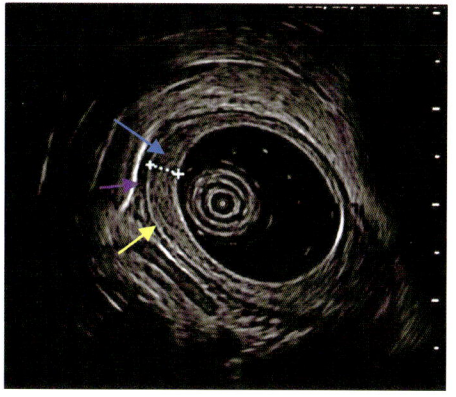

图4-29-4　小探头超声示病变处（蓝色箭头）黏膜层、黏膜肌层融合增厚，未累及黏膜下层（黄色箭头），固有肌层（紫色箭头）清晰完整

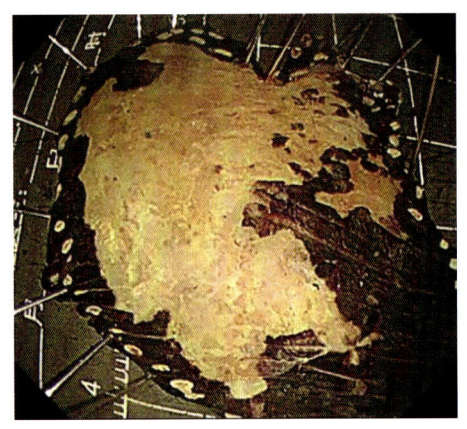

图4-29-5 ESD切除标本:病变完整切除

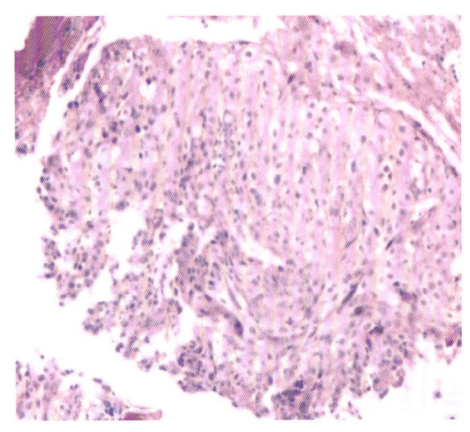

图4-29-6 术后病理:鳞状细胞癌,大小为6.9 cm×3.7 cm,浸润深度达黏膜肌层(M3),切缘均阴性,无淋巴管、血管浸润

病例 2:患者,男,70岁,因进食后胸骨后疼痛20天来诊。胃镜示食管中段黏膜病变,考虑早期食管癌,局部结节样隆起。

【诊断及治疗过程】

见图4-29-7~图4-29-12。

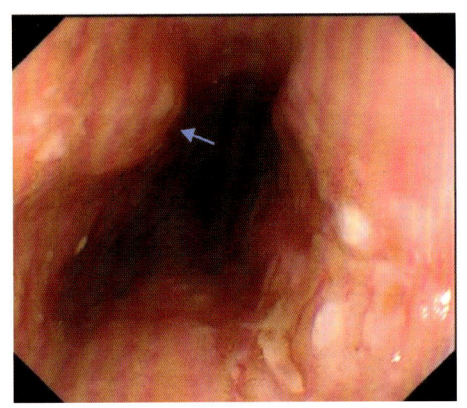

图4-29-7 白光内镜:食管距门齿29~35 cm黏膜粗糙、发红,病变口侧环管腔1周,病变肛侧见一直径约0.6 cm缓坡隆起(蓝色箭头),活检钳触之韧

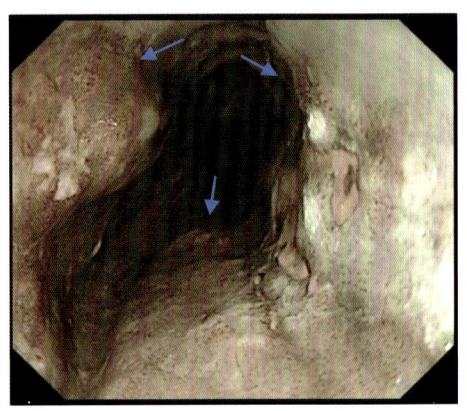

图4-29-8 NBI观察呈茶褐色(蓝色箭头),背景黏膜着色阳性

4 不同疾病小探头超声内镜表现

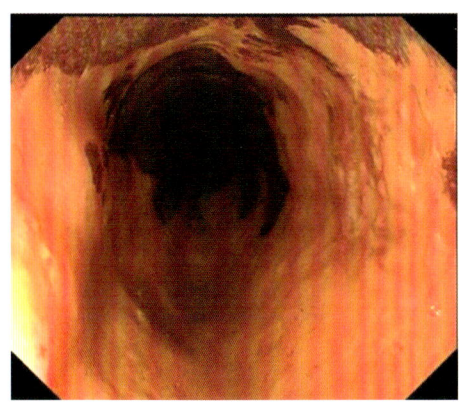

图4-29-9 碘染色后病变区域内连续不染

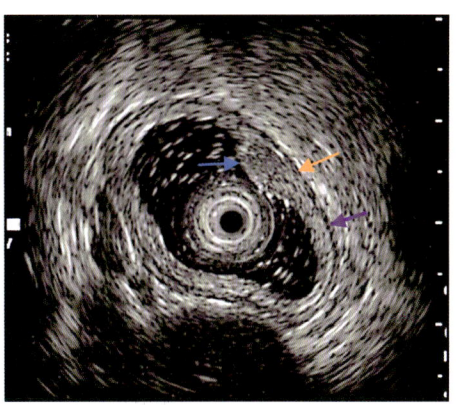

图4-29-10 小探头超声示隆起处（蓝色箭头）为病变可疑浸润最深处，呈偏低回声，局部黏膜下层中断（橙色箭头），固有肌层（紫色箭头）未见明显异常。其余黏膜层增厚，初步判断病变最深处侵犯黏膜下层，建议外科手术

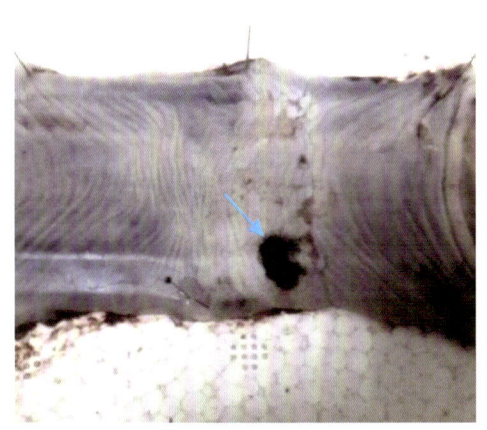

图4-29-11 外科手术切除标本，墨汁染色处（蓝色箭头）为隆起结节，周围褪色区域为病变区域

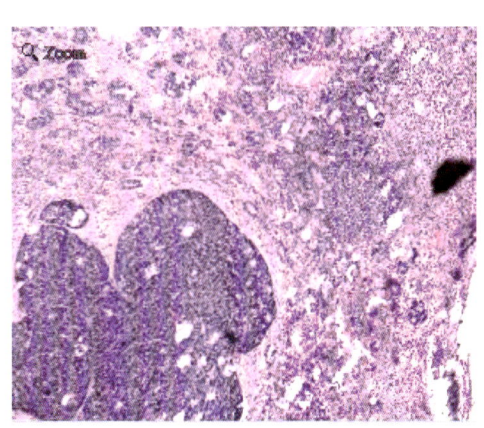

图4-29-12 术后病理：结节处为食管腺鳞癌，面积0.5 cm×0.6 cm，侵达黏膜下层，周围查见面积5.0 cm×4.0 cm鳞状细胞原位癌，两端切线及另送"食管肿瘤"切线未查见癌。所有清扫淋巴结均阴性

病例3：患者，男，69岁，健康查体。胃镜检查于食管距门齿25 cm见一直径约0.5 cm隆起性病变，疑诊颗粒细胞瘤，建议内镜下切除，患者拒绝。20个月后，出现吞咽阻挡感，复查胃镜，病变明显进展。

【诊断过程】

见图4-29-13~图4-29-23。

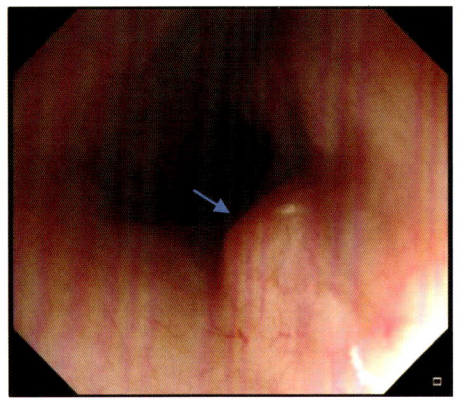

图4-29-13 首次胃镜检查，白光内镜：食管距门齿25 cm后壁见一直径约0.5 cm隆起（蓝色箭头），表面光滑

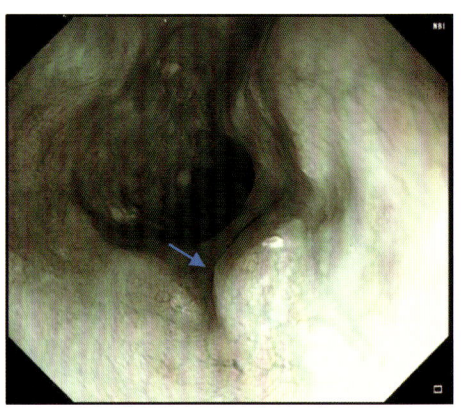

图4-29-14 NBI观察隆起表面（蓝色箭头）无茶褐色改变，无扩张IPCL

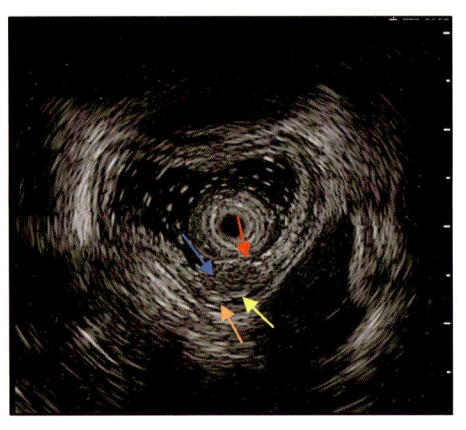

图4-29-15 小探头超声内镜：病变（蓝色箭头）源于黏膜深层，呈偏低回声光团，无包膜，黏膜层（红色箭头）、黏膜下层（黄色箭头）及固有肌层（橙色箭头）连续

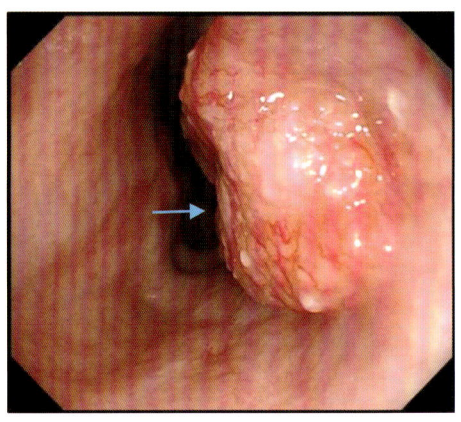

图4-29-16 20个月后复查，白光内镜：食管距门齿25 cm见宽基隆起性病变（蓝色箭头），表面粗糙，中央略凹陷，管腔狭窄，可见血管扩张迂曲

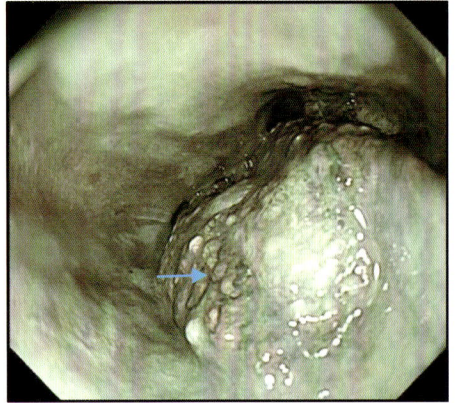

图4-29-17 NBI观察表面（蓝色箭头）轻度茶色，扩张血管处为蓝绿色

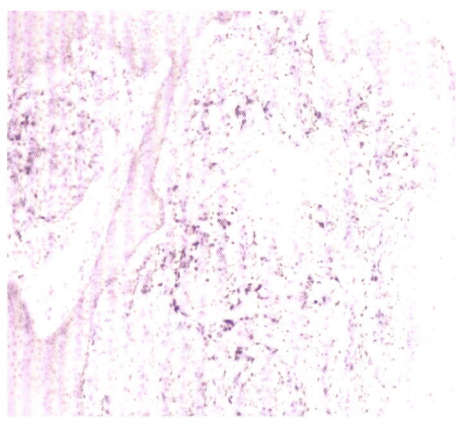

图4-29-18 活检病理：鳞状细胞癌伴神经内分泌分化

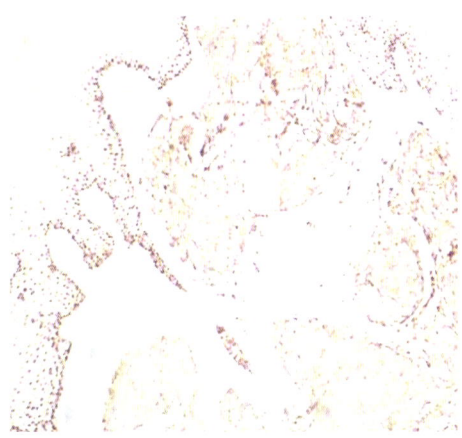

图4-29-19 活检病理免疫组化：P53染色（+）

图4-29-20 活检病理免疫组化：CD56染色少数（+）

图4-29-21 活检病理免疫组化：SYN染色部分（+）

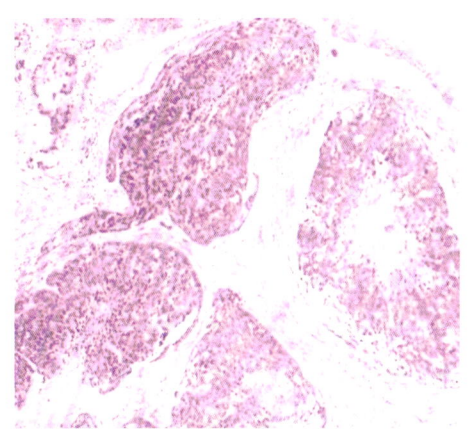

图4-29-22 手术病理：低分化鳞状细胞癌伴神经内分泌分化，部分区域基底细胞样鳞癌生长，侵及外膜，血管内查见癌栓，胃周围、隆突下、喉返神经旁淋巴结未见转移

这是一例特殊类型的食管癌，以黏膜下病变为初始表现，小探头超声内镜下此类病变较平滑肌瘤回声偏高，且不均质，层次间隙消失，工作中对此类病变应予以足够重视。

早期胃癌

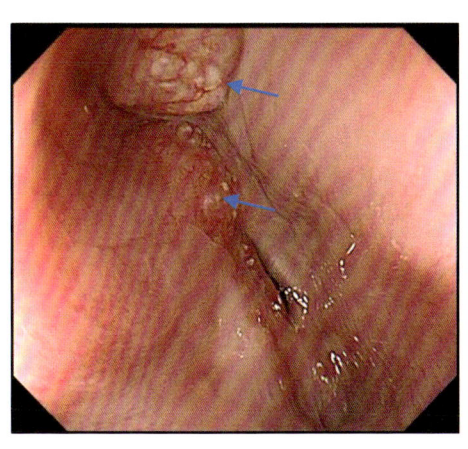

图4-29-23 术后半年复查：吻合口局部结节样隆起，病理提示复发

早期胃癌（early gastric cancer, EGC）是指癌组织局限在胃壁黏膜层或黏膜下层的病变，不论是否伴有淋巴结转移。

小探头超声内镜表现：胃壁黏膜层、黏膜肌层增厚，层次模糊、消失，局部缺损，呈不均匀低回声改变，若病变侵犯黏膜下层，可表现为黏膜下层高回声带变薄、局部有缺损，固有肌层连续完整、无异常回声改变。

典型病例

病例 1：患者，男，73 岁，因"反酸、烧心"行胃镜检查。

【诊断及治疗过程】

见图 4-29-24~图 4-29-29。

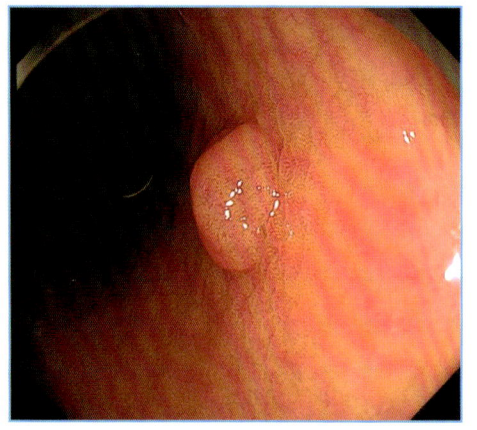

图4-29-24　胃体小弯见一大小约0.8 cm×1.0 cm的Ⅱa型病变，颜色同周边胃黏膜，可见边界

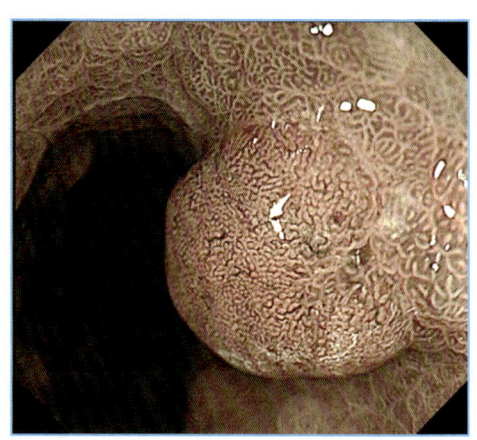

图4-29-25　NBI放大内镜见表面微血管略增粗，网格样，腺体变小、密集，边界清晰

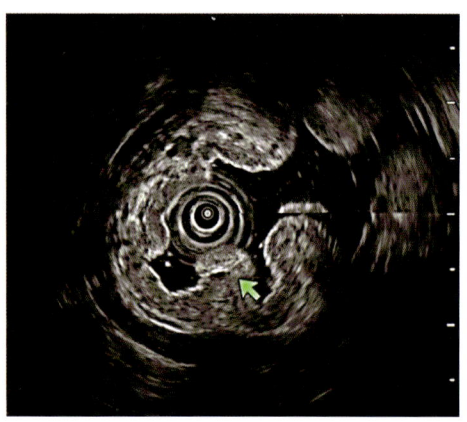

图4-29-26　小探头超声内镜见隆起处黏膜层增厚，呈中等偏低回声（绿色箭头）

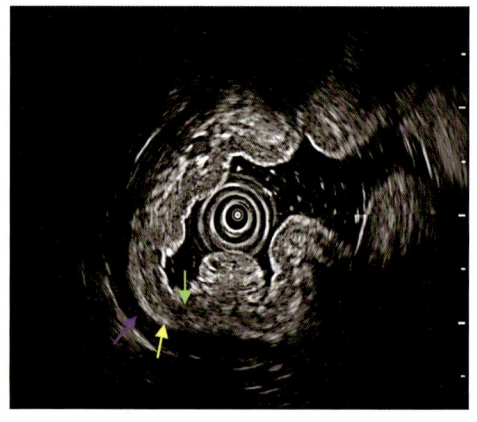

图4-29-27　黏膜肌层（绿色箭头）连续，黏膜下层（黄色箭头）未见明显增厚，固有肌层（紫色箭头）连续

4 不同疾病小探头超声内镜表现

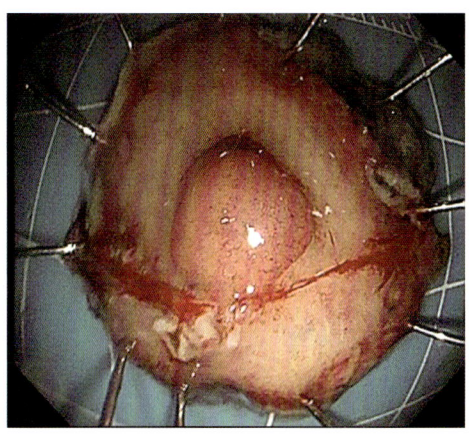

图4-29-28 ESD切除病变

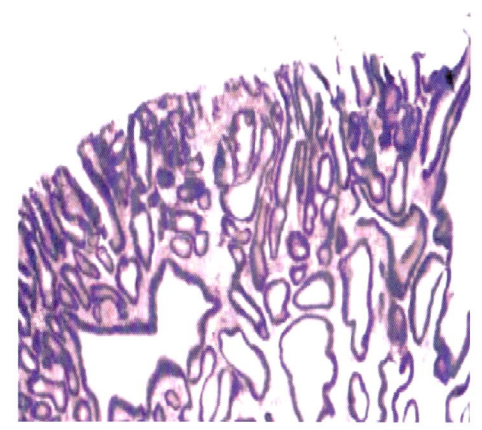

图4-29-29 术后病理：高级别上皮内瘤变，未累及周边及底部切除面

病例2：患者，男，78岁，因"上腹部不适"行胃镜检查。

【诊断过程】

见图4-29-30~图4-29-33。

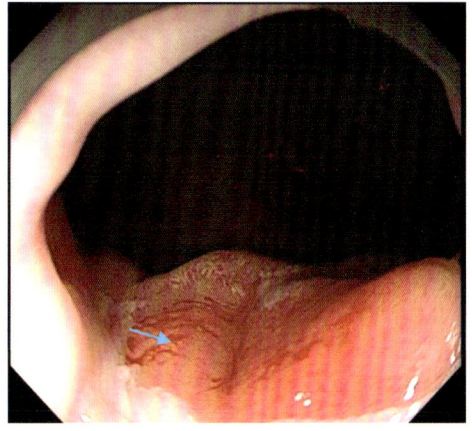

图4-29-30 贲门后壁（蓝色箭头）见一大小约1.5 cm×1.5 cm的Ⅱa型病变，色红，可见自发性出血

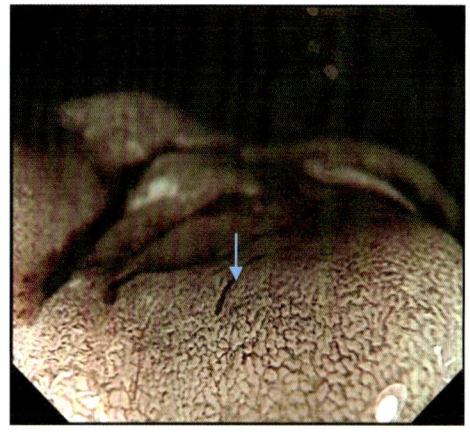

图4-29-31 NBI放大内镜见病变表面（蓝色箭头）微血管增粗、呈网格样改变，腺管密集、细碎，边界清晰

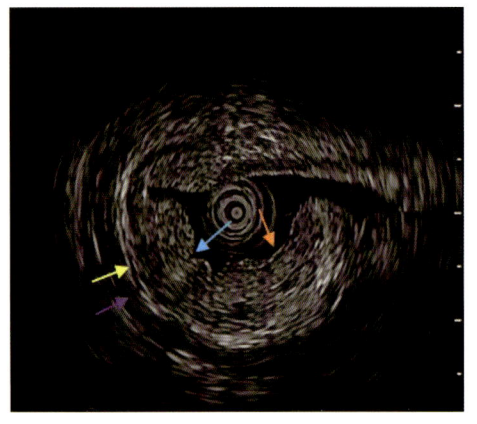

图4-29-32 小探头超声内镜见黏膜层增厚，呈中等偏低回声（蓝色箭头）。黏膜下层（黄色箭头）未见明显增厚，固有肌层（紫色箭头）显示清晰、连续。因贲门处超声检查时存水困难，需要吸气，导致黏膜皱缩聚集，对超声诊断造成一定干扰，橙色箭头处所示为正常黏膜皱缩所致，黏膜层、黏膜肌层可见

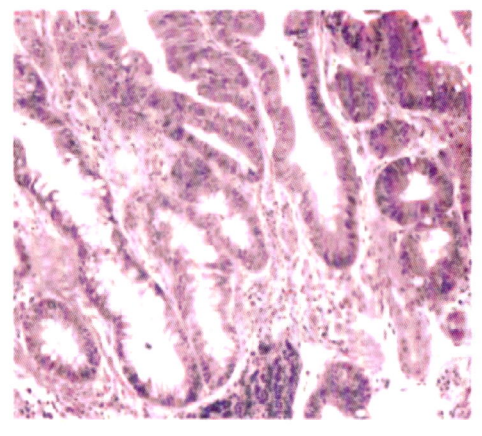

图4-29-33 ESD术后病理：高级别上皮内瘤变，未累及周边及底部切除面

浅表非壶腹十二指肠上皮肿瘤

浅表非壶腹十二指肠上皮肿瘤（superficial non-ampullary duodenal epithelial tumors，SNADET）一般无明显临床症状，多在胃镜检查时偶然发现，既往认为发病率极低，近年来随着内镜技术的发展，SNADET的发病率及检出率逐年上升。与其他部位的消化道早癌一样，SNADET可表现为隆起型、平坦型及凹陷型，内镜下诊断尚无统一规范的理论体系，大多参照早期胃癌或早期结直肠癌。

小探头超声内镜下表现：多为黏膜层低回声，黏膜下层、固有肌层、浆膜层完整连续。小探头超声内镜在SNADET中的主要作用是鉴别可疑黏膜下或更深层浸润超出内镜下切除适应证的患者。

典型病例

患者，男，50岁，因"发现十二指肠黏膜病变3周"入院，外院病理：高级别上皮内瘤变。

【诊断及治疗过程】

见图4-29-34～图4-29-39。

4 不同疾病小探头超声内镜表现

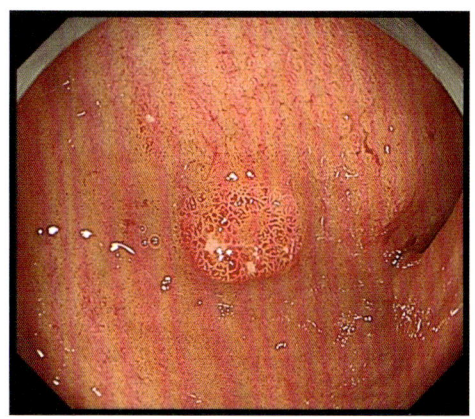

图4-29-34 十二指肠球部见一直径0.6 cm扁平隆起，中央凹陷，局部见活检瘢痕，表面糜烂，覆白苔

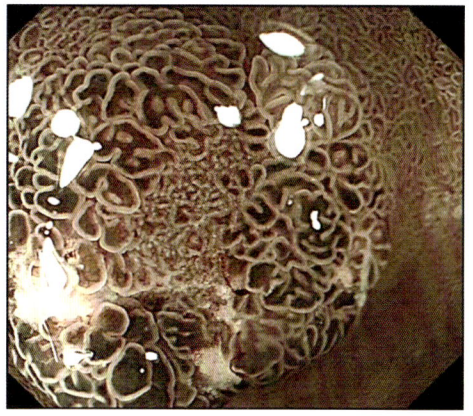

图4-29-35 NBI放大观察见病变处绒毛结构消失，中央凹陷处黏膜腺管排列密集紊乱，微血管呈网格样

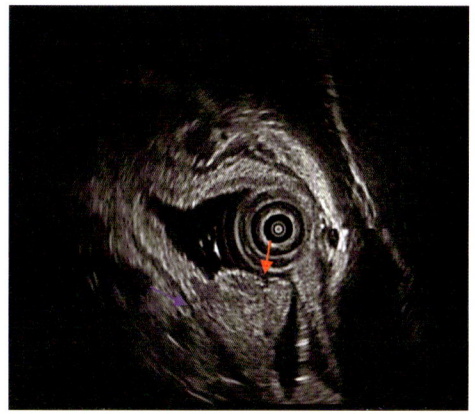

图4-29-36 超声小探头内镜示活检瘢痕处可见黏膜层（红色箭头）中断，黏膜肌层显示不清，固有肌层（紫色箭头）连续完整

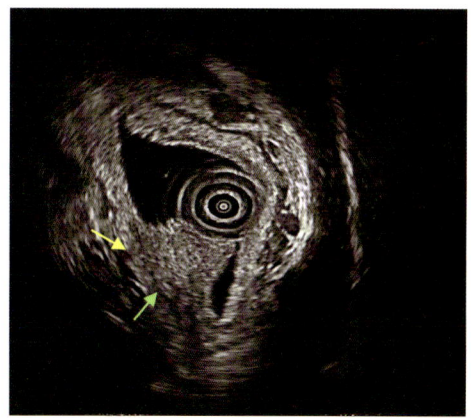

图4-29-37 小探头超声内镜靠近病变观察，见病变处黏膜肌层（绿色箭头）、黏膜下层（黄色箭头）完整，结合超声内镜判断病变无黏膜下层浸润，有内镜切除指征

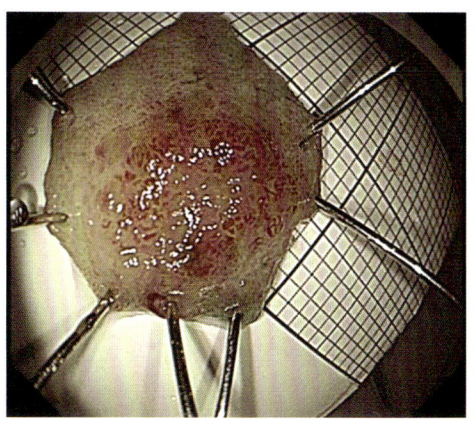

图4-29-38 内镜下切除标本

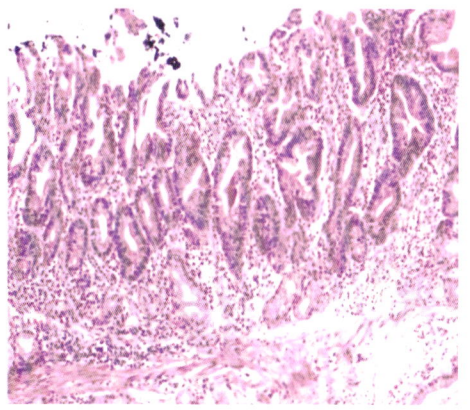

图4-29-39 术后病理：黏膜急慢性发炎，局部淋巴组织增生，淋巴滤泡形成，部分腺体高级别上皮内瘤变，未累及切除面

77

参考文献

[1] 国家消化内镜专业质控中心,国家消化系疾病临床医学研究中心（上海）,国家消化道早癌防治中心联盟,等.中国早期食管癌及癌前病变筛查专家共识意见(2019年,新乡)[J].中华消化内镜杂志,2019,36(11):793-801.

[2] 郑永胜,雷天霞,杨炜琳,等.放大内镜窄带光成像联合内镜超声对早期食管癌浸润深度诊断的准确性分析[J].中华消化内镜杂志,2019,36(10):761-763.

[3] 张月明,程贵余,贺舜,等.联合应用超声内镜与超声微探头在早期食管癌术前分期中的作用[J].中华消化内镜杂志,2008,25(3):138-141.

[4] 王炘,陈南云,詹志刚.小探头超声内镜对早期胃癌浸润深度的评估价值[J].临床消化病杂志,2019,31(3):173-174.

[5] KWEE RM, KWEE TC. The accuracy of endoscopic ultrasonography in differentiating mucosal from deeper gastric cancer[J]. American Journal of Gastroenterology, 2008, 103(7): 1801-1809.

[6] 程捷瑶,吴晰,杨爱明,等.浅析超声内镜对早期胃癌浸润深度的研究进展[J].中华消化内镜杂志,2016,33(8):575-578.

[7] VANBIERVLIET G, MOSS A, ARVANITAKIS M, et al. Endoscopic management of superficial nonampullary duodenal tumors: European Society of Gastrointestinal Endoscopy (ESGE) Guideline[J]. Endoscopy, 2021, 53(5): 522-534.

[8] 董海燕,李国栋,张秀斌,等.内镜黏膜下剥离术切除原发性早期十二指肠癌9例(含视频)[J].中华消化内镜杂志,2020,37(10):737-739.

4.30 食管癌并食管狭窄

食管癌（esophagealcarcinoma，EC）是发生在食管上皮组织的恶性肿瘤,是全球最常见的恶性肿瘤之一。

超声内镜检查按照浸润深度及周围淋巴结转移情况对食管癌进行分期：T1期,侵及第1~3层,第4层完整无增厚；T2期,侵及第4层,不规则增厚；T3期,侵及第5层,第4层断裂破坏；T4期,侵及邻近组织器官,分界不清；N0,无区域淋巴结转移；N1,1~5个区域淋巴结转移；N2,6~9个区域淋巴结转移；N3,大于等于10个区域淋巴结转移。超声内镜对于食管癌远处转移的诊断价值不高,不能与CT、PET-CT、腹部B超、骨ECT等影像学检查手段相媲美。

对于进展期食管癌的超声内镜检查,临床常用超声大探头,也就是环扫或扇扫超声内镜判断疾病分期,部分医师认为小探头对进展期肿瘤意义不大。其实不然,部分进展期食管肿瘤导致食管狭窄,大探头超声无法通过,这种情况下小探头超声内镜还是有独特优势的。

4 不同疾病小探头超声内镜表现

典型病例

病例1：患者，男，56岁，因"吞咽困难半年余"行胃镜检查。既往诊疗经过：半年前患者曾在省级三甲医院就诊，当时胃镜无法通过狭窄段，观察狭窄段黏膜光滑，退镜；遂行超声内镜检查，环扫超声内镜报告为食管平滑肌瘤。告知患者是良性病变，患者未及时治疗。但是吞咽困难进行性加重，遂来我内镜中心就诊。

【诊断过程】

见图4-30-1~图4-30-5。

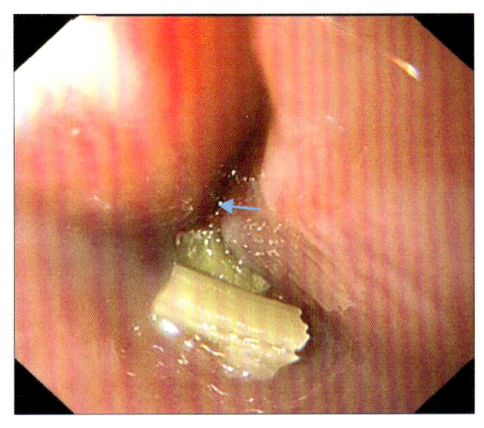

图4-30-1 白光内镜：食管距门齿24 cm见一不规则隆起性病变，表面光滑，管腔狭窄（蓝色箭头），可见白色食物残渣潴留，普通胃镜无法通过

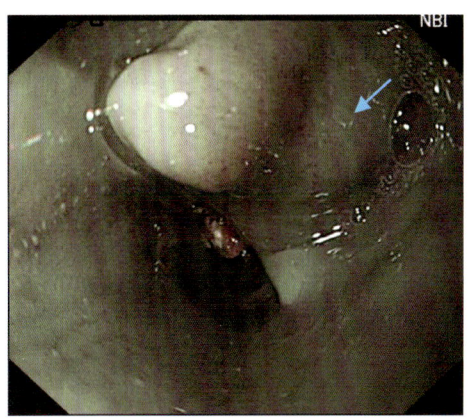

图4-30-2 NBI观察表面IPCL未见明显异常（蓝色箭头）

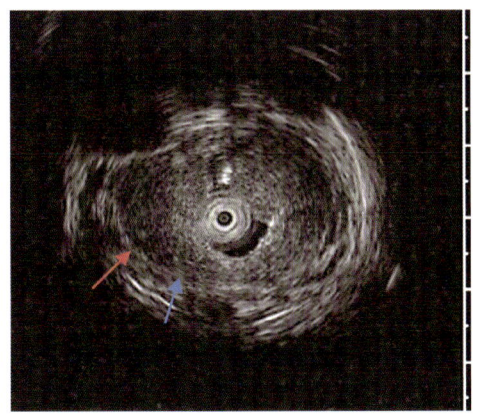

图4-30-3 小探头超声内镜：食管壁全周增厚，黏膜层、黏膜下层、固有肌层层次消失融合呈低回声团块状，部分区域外膜中断，红色箭头为正常外膜，蓝色箭头为外膜中断处

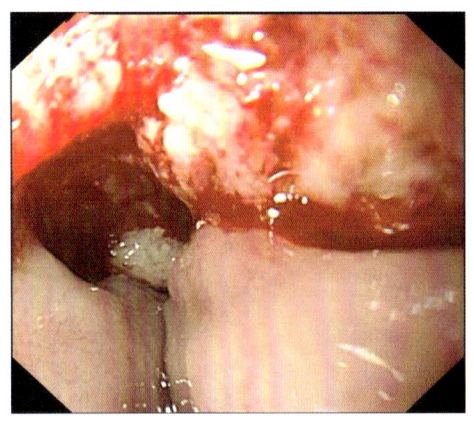

图4-30-4 更换超细胃镜显示距门齿24~30 cm见一隆起性病变，致管腔狭窄，隆起口侧黏膜光滑，狭窄处肛侧见表面粗糙、出血、溃疡形成，取活检送病理

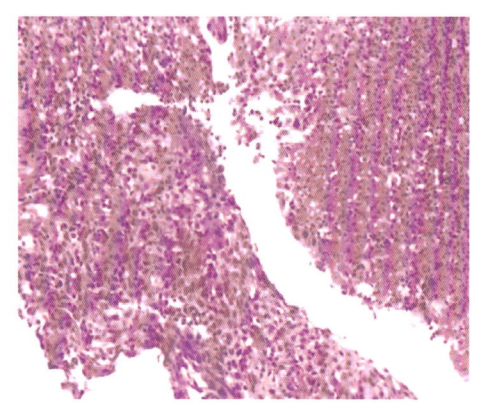

图4-30-5　活检病理：食管鳞癌

其实半年前外院对该病例进行大探头超声内镜检查是无可厚非的，大探头超声内镜不但可以扫查病变来源，而且可以评判纵隔内及食管周围有无肿大淋巴结。但是，大探头超声内镜的外径比普通胃镜粗，普通胃镜无法通过的情况下，大探头超声内镜肯定无法通过，只能在病变上方进行扫查。我们从胃镜下可以看到隆起近端表面黏膜层是正常的，病变发生黏膜下浸润，外院大探头超声扫查这里时看到黏膜层完整，黏膜下层或固有肌层有一低回声占位，误诊为平滑肌瘤。

针对此例患者，小探头有独特优势：一是小探头可以通过狭窄段进行连续超声扫查，能提供相对全面的信息，帮助大体判断病变性质、来源层次等；二是可指导下一步获取病理组织的方法，如果超声提示有黏膜破损，超细胃镜活检可以明确诊断；若超细胃镜无法通过狭窄处，可以通过扇扫超声内镜进行穿刺获取组织学及细胞学确诊。该病例超细胃镜可通过，并可以通过活检确诊，避免了超声内镜引导下细针穿刺，患者创伤小而且费用低，可谓用最简单、最快速的方法明确诊断。

病例2：患者，女，59岁，因"进食阻挡感2个月余，加重半月"就诊。患者2个月前曾在当地医院行胃镜检查，诊断：食管狭窄，考虑外压可能性大。

【诊断过程】

见图4-30-6~图4-30-16。

小探头超声显示食管壁癌性增厚，但食管全程黏膜光滑，单纯从食管表面取活检不易获得阳性结果。所以选择扇扫超声内镜，判断在食管狭窄上缘是否可以扫查到病变，并进行穿刺，获取组织条送检。扇扫超声内镜扫查见食管壁融合增厚，呈低回声块状改变（图4-30-14）。避开血管进行穿刺（图4-30-15）。

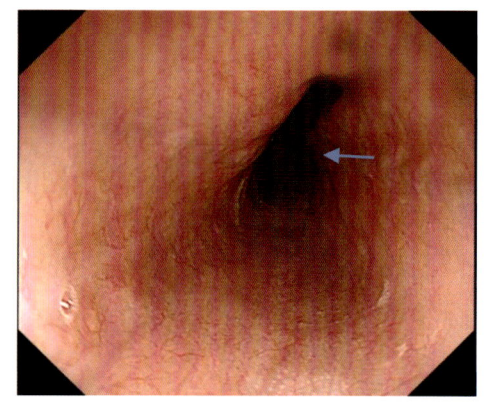

图4-30-6　白光内镜见食管黏膜光滑，下段距门齿35 cm管腔狭窄，狭窄段黏膜光滑

4　不同疾病小探头超声内镜表现

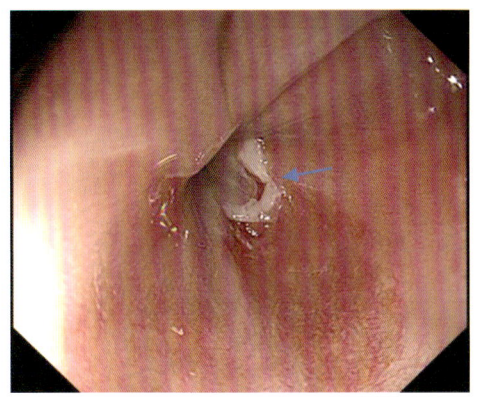

图4-30-7　胃镜试图通过狭窄段时，食管表面黏膜剐蹭剥脱

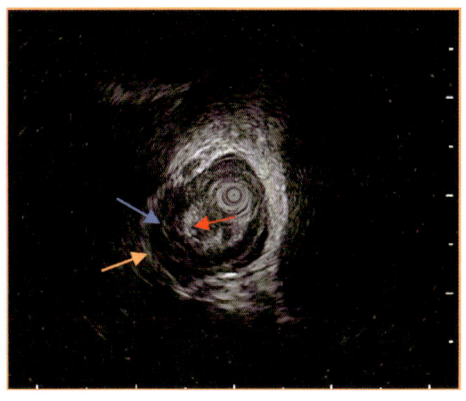

图4-30-8　胃镜无法通过，按照本中心诊疗流程，更换超细胃镜前应用小探头超声内镜扫查狭窄段。小探头自口侧扫查：食管黏膜层（红色箭头）完整，病变处（蓝色箭头）黏膜下层及固有肌层融合、增厚，外膜（橙色箭头）完整

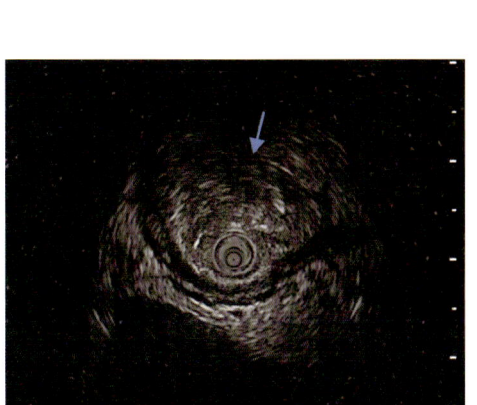

图4-30-9　继续进镜扫查见一侧食管壁增厚，黏膜下层、固有肌层融合、增厚呈低回声团块状，突破外膜（蓝色箭头）

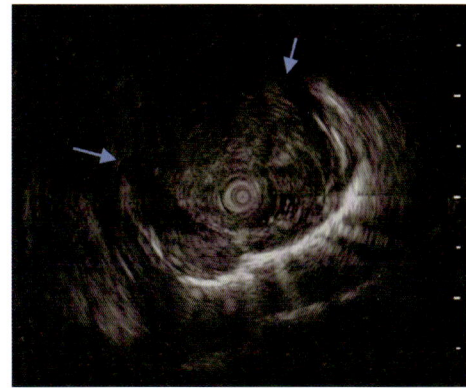

图4-30-10　继续进镜扫查见食管全周增厚、融合，呈低回声团块状，部分突破外膜（蓝色箭头）

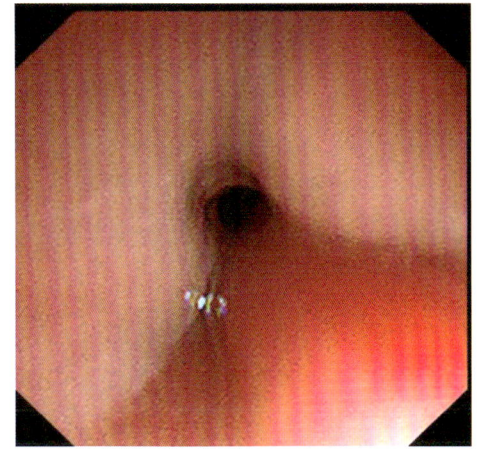
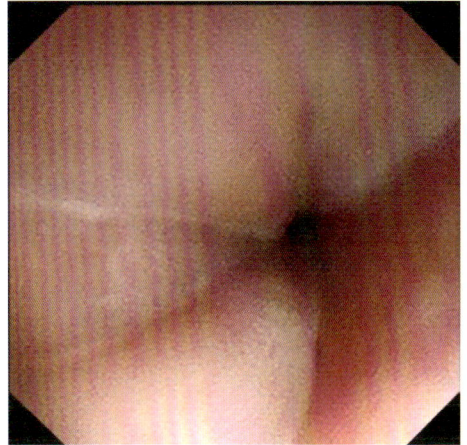

图4-30-11　小探头超声内镜扫查完后，更换超细胃镜，超细胃镜进镜见食管下段管腔狭窄，表面黏膜光滑

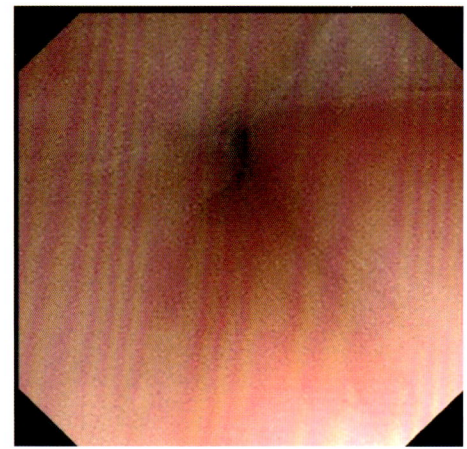 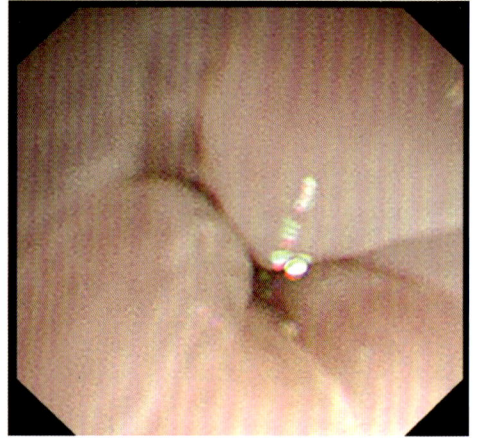

图4-30-12 继续进镜见食管下段管腔狭窄越来越严重,表面黏膜光滑

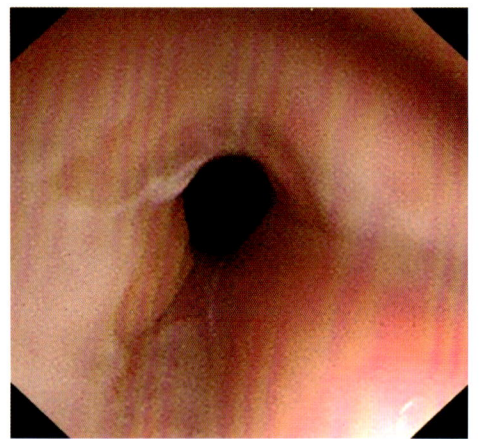 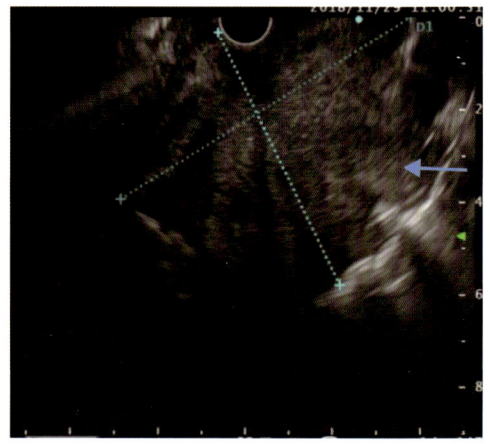

图4-30-13 贲门未见明显异常　　　图4-30-14 扇扫超声内镜扫查所见:食管壁融合增厚,呈低回声块状改变

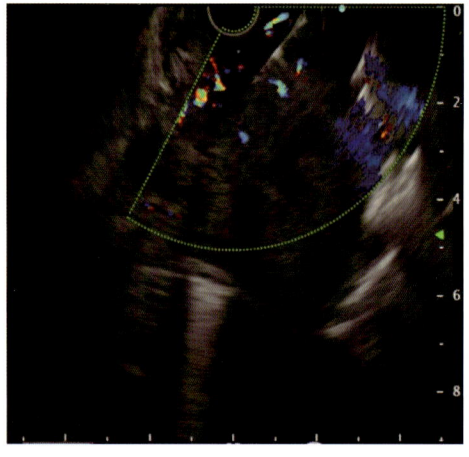 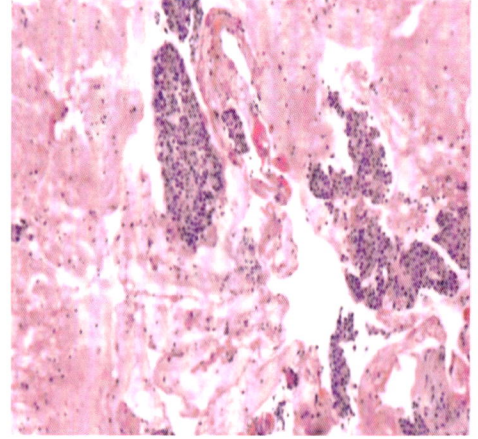

图4-30-15 避开血管进行穿刺　　　图4-30-16 获取组织条及细胞学涂片送检,病理证实为腺鳞癌

此例患者与前一患者虽然都是食管癌，但不同的是，其食管黏膜是完全正常的，为黏膜下生长的病变，小探头可以沿狭窄段进入病变处进行超声扫查，帮助探索常规胃镜到不了的狭窄处，为诊断提供更多信息。小探头超声表现提示进展期食管癌，但病变表面黏膜正常，活检不易获得阳性结果，进而通过扇扫超声内镜引导下的细针穿刺活检明确诊断。

小探头对于食管腔狭窄常规胃镜无法通过、表面黏膜正常的食管病变的诊断有独特优势。正所谓"梅须逊雪三分白，雪却输梅一段香"，充分理解小探头超声及大探头超声的优缺点，才能扬长避短、更好地服务于临床。

参考文献

MISRA S, CHOI M, LIVINGSTONE AS, et al. The role of endoscopic ultrasound in assessing tumor response and staging after neoadjuvant chemotherapy for esophageal cancer［J］. Surg Endosc, 2012, 26(2): 518-552.

4.31 胆胰管腔内超声

胆胰管腔内超声检查术（IDUS）是小探头超声内镜经十二指肠镜或胆道镜途径进入胆管、胰管，可对胆胰病变进行性质诊断。对于胆总管微小结石，传统影像学如CT、MRI诊断准确率较低，IDUS可以提高胆总管微小结石的诊断准确率。IDUS在鉴别胆胰管良恶性梗阻中也有一定的价值，可显示胆胰管壁及附近2 cm左右的微细结构，敏感性和特异性均较高，由于探测距离有限，对于病变浸润深度及周围淋巴结侵犯的判断能力较差。恶性狭窄IDUS回声特点为胆胰管壁层次消失，偏心性或不规则增厚，呈低回声。而炎症性狭窄回声多为高回声，管壁层次相对清晰，无明显融合和增厚。

典型病例

病例1： 患者，女，70岁，因"腹泻"入院。既往糖尿病病史。腹部超声检查提示胰管增宽。

【诊断过程】

见图4-31-1~图4-31-5。

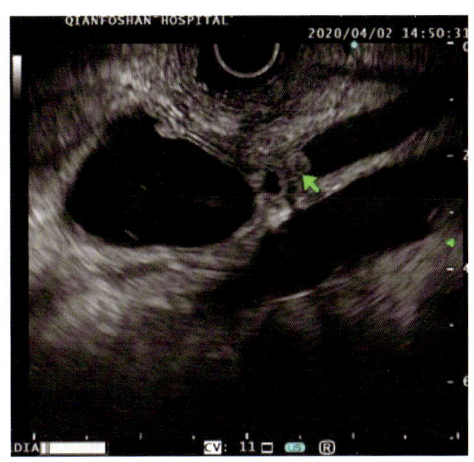

图4-31-1　线阵超声内镜扫查见胆总管末端类圆形中低回声影（绿色箭头），直径约5 mm，考虑胆总管末端肿瘤。决定行内镜逆行胰胆管造影（ERCP）活检或刷检明确诊断

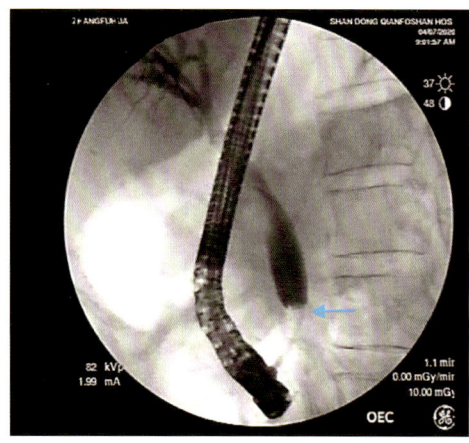

图4-31-2 造影见胆总管末端狭窄

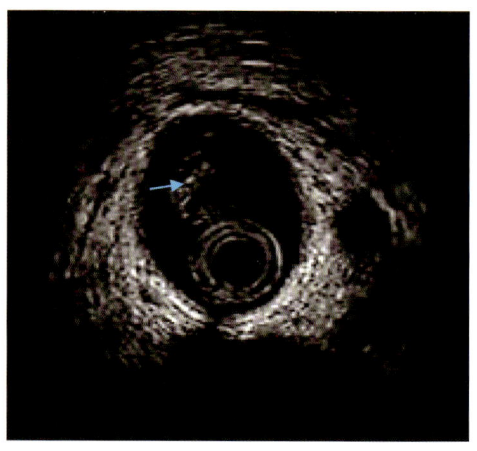

图4-31-3 IDUS至病变上方,可见絮状高回声(蓝色箭头),为胆道梗阻后胆汁淤积所致

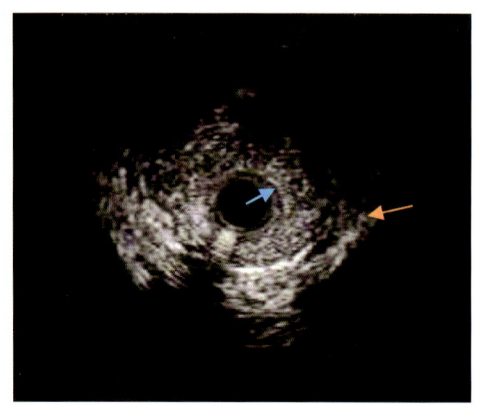

图4-31-4 IDUS见胆管壁偏心性增厚(蓝色箭头),层次消失,融合呈低回声,局部突破外膜(橙色箭头)

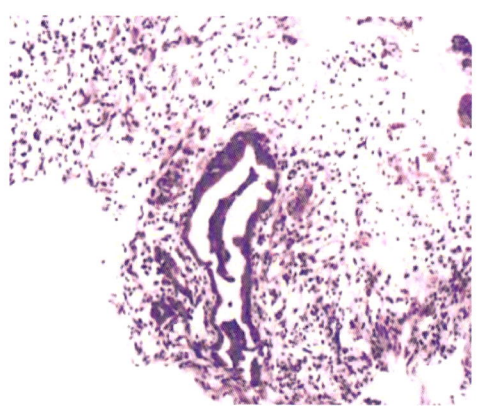

图4-31-5 ERCP活检病理提示高分化腺癌

病例2:患者,男,72岁,腹痛伴发热入院。肝功检查示胆红素升高。

【诊断及治疗过程】

见图4-31-6~图4-31-9。

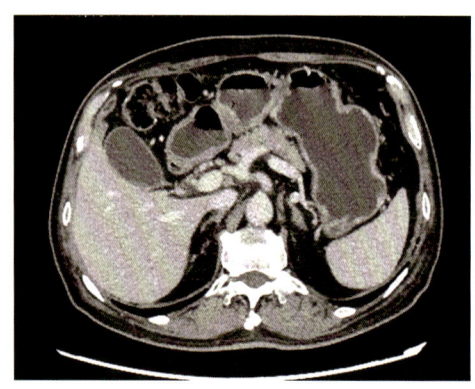

图4-31-6 CT未见明显结石

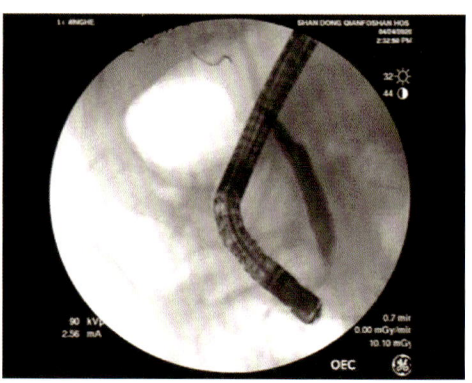

图4-31-7 造影未见明显充盈缺损

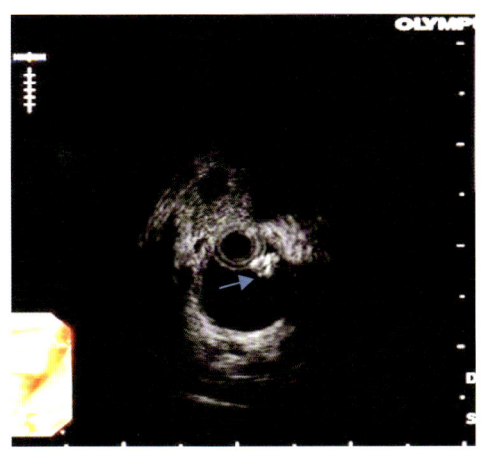
图4-31-8　IDUS示胆总管内高回声光团

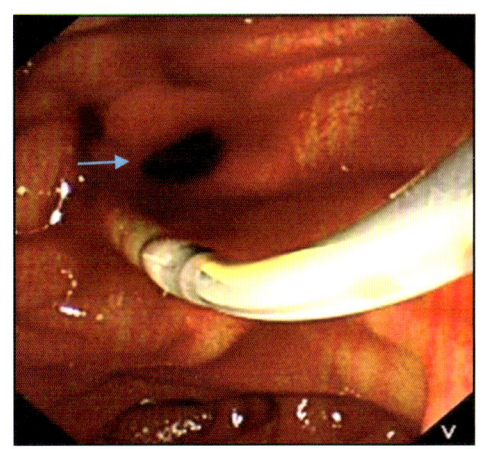
图4-31-9　取石球囊取出3 mm黑色结石

参考文献

［1］郑汝桦, 王雷, 姚玉玲, 等. 胆管腔内超声及胆管刷片鉴别良恶性胆管狭窄的价值［J］. 中华消化内镜杂志, 2017, 34(11): 787-790.

［2］孙力祺, 金震东. 内镜新技术在胆胰疾病诊断中的应用［J］. 临床肝胆病杂志, 2018, 34(3): 467-472.

［3］万荣, 卢洁, 郭传勇, 等. 胆管腔内超声对胆总管阴性结石的诊断价值［J］. 中华消化杂志, 2012, 32(2): 90-92.

无痛超声内镜如何保障麻醉安全

误吸呛咳和吸入性肺炎是无痛内镜检查过程中的严重并发症。为预防此类并发症的发生，无痛胃肠镜检查前都有严格的禁食、禁饮要求。为获得满意的超声图像，小探头超声内镜检查过程中常需要注入适量脱气水作为介质，在上消化道进行此操作时增加了误吸呛咳甚至吸入性肺炎的发生风险。此风险的发生与病变位置、注水量、内镜医生操作能力、患者本身状况、麻醉深度、内镜医生与麻醉医生的配合情况等多种因素相关。

虽然《中国消化内镜诊疗镇静/麻醉的专家共识》（2020版）推荐超声内镜可在深度镇静/全麻或气管插管下进行，但各医院甚至同一医院的不同医生由于认识或操作能力不同，仍选择在清醒状态下进行，造成患者就医体验不佳。我科自开展超声内镜检查项目以来，进行小探头超声内镜检查已近万例，除了极少部分患者选择清醒状态外，绝大部分是在全麻下进行的，从未发生误吸。根据我们的观察，由于超声内镜检查时间较长，清醒患者常有干呕、呼吸急促深快等情况，影响超声成像，特别是食道占位性病变患者，误吸风险更大。就我们的经验而言，更推荐全麻下进行小探头超声内镜检查。

是否能在确保患者安全的基础上获得最佳的成像结果，取决于整个工作团队的整体配合。麻醉医生需要针对每位患者的不同状况，根据病变位置，采取个体化麻醉策略。

1. 病变位于食管中上段时，尽可能选择干超。如果注水，即使麻醉深度很深，也非常容易因反流引起患者呛咳、喉痉挛或误吸。干超效果欠佳时可制作水囊，固定于探头前端。选择此方法时注意水囊固定效果、水囊的大小。若水囊太大，在经过咽喉部时容易出现呛咳；若水囊太小，则影响成像清晰度。在超声操作前根据麻醉深度可追加适量麻醉药物，维持气道通畅、呼吸平稳。

2. 病变位于食管中下段时，可适量注水。在此段位置进行超声操作需要保持较深的麻醉深度，内镜医生和麻醉医生需要密切配合，在开始注水前半分钟追加适量麻醉药，加大麻醉深度，抬高床头，前托下颌,保持气道通畅,防止出现呛咳干呕,引起反流误吸。

3. 在对胃和十二指肠病变进行超声成像时,通常注水量较大,特别是胃窦部位,需要追加麻醉药加深麻醉,抬高床头,保持麻醉深度监测脑电双频指数(bispectral index,BIS)值在30左右。

4. 当患者存在食管裂孔疝、贲门松弛或胃食管反流时,麻醉深度较浅则患者容易发生干呕、腹肌收缩、腹压增大,导致胃和食管内的液体反流。对此类患者进行小探头超声内镜检查时需要维持较深麻醉,尽量抬高床头,必要时内镜医生需退镜观察、吸除食道内和喉周围反流液体。

5. 对结肠内病变进行小探头超声内镜检查时,由于都是在退镜时进行,基本不存在反流误吸风险,对麻醉深度要求不高,麻醉过深反而会导致呼吸不畅、腹部动度增加,影响超声探头的稳定,增加操作难度。遇到此类情况可以减小药量或暂停用药,托起患者下颌或置入通气道。

6. 小儿患者如需进行小探头超声内镜检查,气管插管是安全稳妥的麻醉方式。小儿患者氧储备相对少,代谢旺盛,一旦发生误吸呛咳和喉痉挛,氧饱和度下降迅速,后果严重。

7. 麻醉过深可以减少干呕呛咳反应,但会导致腹式呼吸明显,呼吸动度加大,不利于各个部位的超声探头稳定成像,应对此类状况,需要托举下颌或置入通气道,维持气道通畅后多可改善。

8. 麻醉深度监测——脑电双频指数(BIS):由于个体差异,按照体重模式的给药剂量并不能获得一致的麻醉深度,麻醉深度监测可以指导我们个体化用药。根据我们的经验,BIS值维持在30左右可以满足检查需要。

另外,对于食管裂孔疝、胃食管反流、急慢性咽喉炎、气道高反应患者,更应特别重视,此类患者即使BIS值很低,有时也会突然发生呛咳、喉痉挛,需要严密观察,早发现、早处理。

9. 误吸处理:如在超声检查过程中出现剧烈呛咳、喉痉挛,且在这些症状改善后血氧饱和度持续不升,即高度怀疑发生误吸。此时应缩短检查时间或中断检查,视情况采取相应措施:轻者待患者清醒后及时改变体位,翻身拍背,让其尽量咳嗽,防止肺炎的发生;重者需要立即进行气管插管,行纤微支气管镜检查,清除吸入物,用生理盐水冲洗气管、支气管,并联系相关科室会诊处理。

小探头超声内镜检查的护理配合

小探头超声内镜检查的护理配合不仅需要内镜护士了解超声基础理论知识,熟悉消化道解剖结构、超声影像,还要求其掌握超声键盘和小探头的性能特点等,如此才能娴熟地配合医生进行操作。

患者准备

检查前准备

同胃肠镜检查前准备。

上消化道超声检查者术前准备

检查前15分钟口服去泡剂及黏液溶解剂,以去除消化道内泡沫及黏液,避免超声检查时干扰超声图像。

我们科室使用的是二甲硅油散 2.5 g + 链霉蛋白酶 2 万单位 + 碳酸氢钠 1 g 溶于 50 ml 温水中,检查前15分钟口服,酶的活性在 20~40℃ 效果最佳,因此我们准备了恒温水壶(图6-1),水温保持 35℃,药液现用现配,以保证药效。

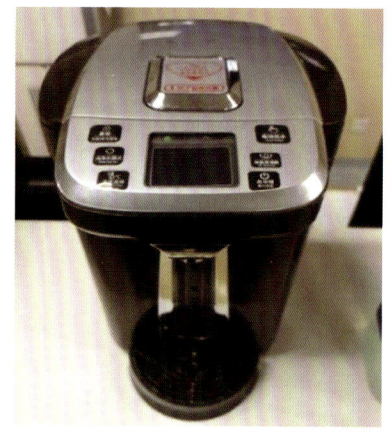

图6-1 恒温水壶

服药后为了增加药液与胃黏膜的接触,患者需在诊疗床上进行体位变换。我们采取的体位是左侧卧位 3 min → 左侧俯卧位 3 min → 仰卧位 3 min → 右侧卧位 3 min → 右侧俯卧位 3 min(图6-2),如此体位变换可使药液与胃黏膜尽可能全面接触。因俯卧位对高龄及有基础疾病、体质虚弱的患者有一定的安全隐患,所以采用左侧俯卧位和右侧俯卧位代替。

6　小探头超声内镜检查的护理配合

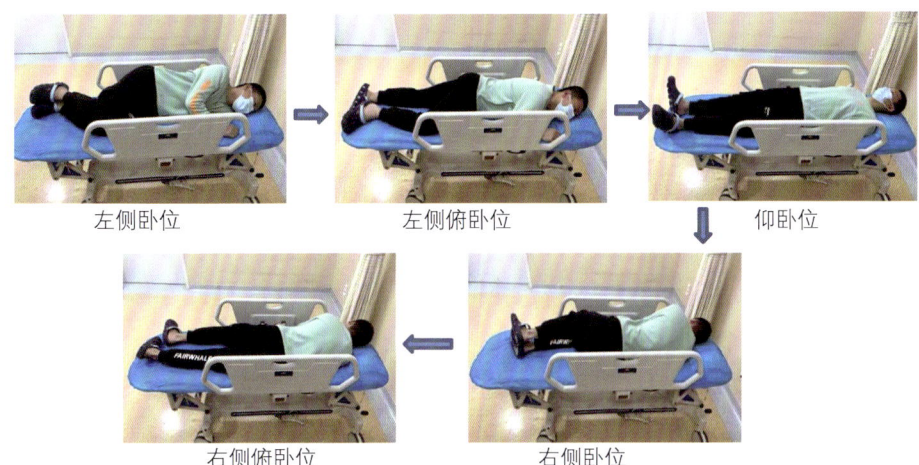

左侧卧位　　　左侧俯卧位　　　仰卧位

右侧俯卧位　　　右侧卧位

图6-2　患者体位变化

我们发现部分患者因情绪紧张，唾液分泌增加，不停咽下，影响检查视野。因此，患者服药后，我们会为患者发放纸巾（图6-3），告知患者有唾液直接吐到纸巾上，不要咽下。

为了便于患者理解，我们的护士还自己录制了服用去泡剂的宣教视频，配上轻柔的音乐，在准备室循环播放。既便于患者理解，增强患者的依从性，又能缓解患者的紧张情绪。准备室放置了时钟，方便患者按照时间翻身。

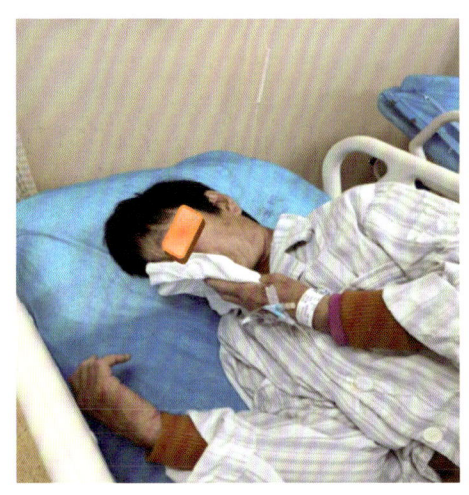

图6-3　使用纸巾

应用解痉剂

检查前15分钟，无禁忌证者肌内注射或静脉注射消旋山莨菪碱注射液或间苯三酚，减少胃肠蠕动，以便于对病变进行细致的扫描观察。

仪器设备准备

1. 内镜的选择：尽量选择带有副送水通道的内镜，便于注水，扫描过程中也方便补水。
2. 注水泵。
3. 小探头超声内镜：根据病变选择合适类型的小探头超声内镜。

小探头安装前检查

安装小探头超声内镜前先行检查，如有异常及时处理或更换，避免安装后无法使用，降低工作效率。

查看小探头超声内镜外表面

检查小探头超声内镜插入部有无弯折，如有严重弯折会影响小探头超声内镜的使用；查看透明鞘管是否完整、密闭，以及超声传导液有无泄漏，如有异常，需及时更换小探头超声内镜。

检查小探头超声内镜插入管先端部（超声换能器周围）有无气泡

1. 小探头换能器周围存有气泡，会减弱超声波的传导，影响超声图像效果，检查方法有两种。

（1）直接目视检查法：直接查看插入管的先端部有无气泡。此方法的优点是简单易行；缺点是不易观察，尤其是在小探头超声内镜使用一段时间透明鞘管颜色变黑后更不易观察到气泡。

（2）连接管后撤法：连接管朝向自己，右旋小探头连接管约30°，缓慢后撤连接管，使插入管的中空部分变长，检查透明鞘管内是否有气泡（图6-4）。检查完毕后，将连接管插回到接头部，左旋连接管约30°，直至听到咔嗒声，确认探头固定标记和触点对齐。此方法的优点是容易观察；缺点是需要旋转抽拉连接管，操作不当易损坏小探头。

2. 插入管先端部有气泡，要在小探头连接到驱动器之前清除气泡，去除气泡的方法有三种。

（1）体温计式甩动去泡法：在距先端部约10 cm的位置握住插入部，伸出食指对小探头的先端部进行保护，利用手腕的力量向下甩动先端部，与甩水银体温计相似，直至去除探头先端部的所有气泡（图6-5）。此方法简便、快捷，不易损伤小探头，我们科室常规使用此种方法。

（2）旋转式甩动去泡法：在距先端部约50 cm的位置握住插入管，使先端部下垂，顺时针或逆时针方向甩动先端部，使气泡向上移动，直至换能器周围无气泡残留（图6-6）。此方法由于手持部距离先端部过远，因此甩动时需避免先端部碰撞到周围物品，造成小探头超声内镜的损坏。

（3）敲击去泡法：在距先端部约10 cm的位置握住插入部，使先端部下垂，用食指的指尖轻轻敲击探头先端部，使气泡向上移动，直至去除探头先端部的所有气泡（图6-7）。此方法见效慢，如敲击力度过大，易损伤探头。

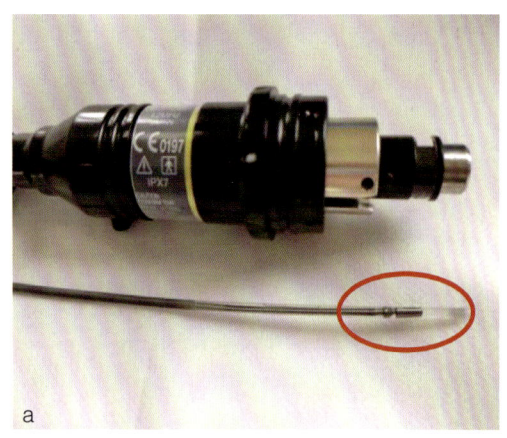 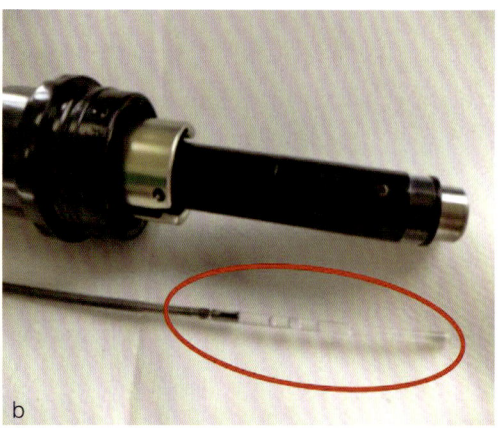

图6-4 连接管后撤法。a.旋转前；b.旋转后撤

6　小探头超声内镜检查的护理配合

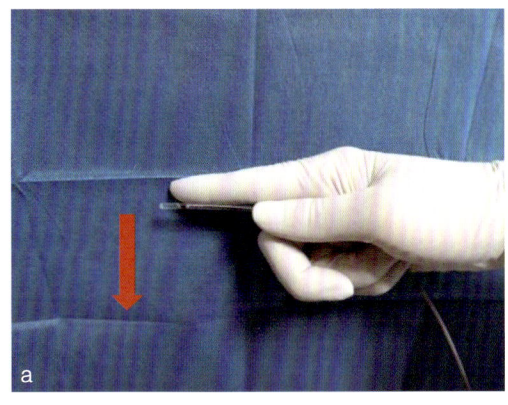
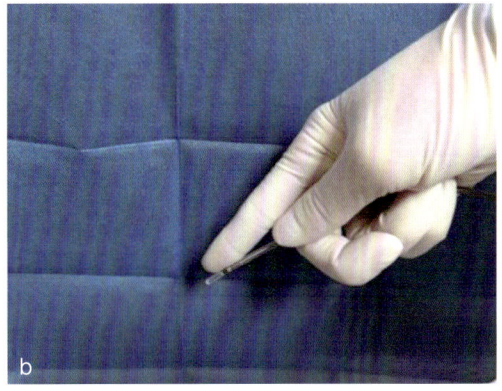

图6-5　体温计式甩动去泡法。a.手持插入部；b.向下甩动

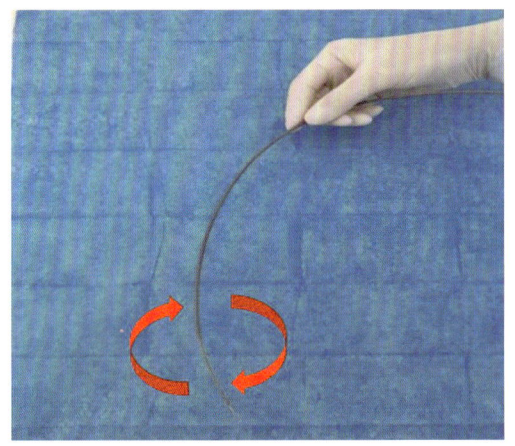

图6-6　旋转甩动去泡法

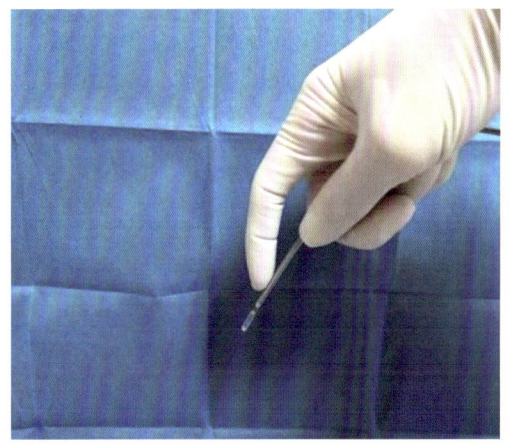

图6-7　敲击去泡法

检查探头先端部有无超声传导液

超声传导液用于传导超声波。如果小探头透明鞘管有损伤导致超声传导液流失或在洗消过程中造成传导液上移，超声换能器周围缺少传导液将影响超声图像。超声传导液的检查方法与气泡检查相同。

如探头先端部没有超声传导液，需将小探头超声内镜先端部朝下悬挂放置数小时，使超声传导液因重力作用聚集在超声换能器周围；如果放置后超声换能器周围还是缺少传导液，则此探头无法再用。

小探头超声内镜的安装及测试

电源与待机指示灯检查

小探头超声内镜与探头驱动器连接前，务必确认超声主机电源开关指示灯或待机指示灯（ACTIVE键）已关闭（图6-8）。否则会导致超声图像处理装置或探头驱动器损坏。

接头部检查

小探头超声内镜的接头不具备防水功能，安装前应拔下防水帽，检查确认防水帽内侧及接头部干燥、清洁。

安装方法

一手扶超声驱动器，一手持接头部，将探头固定标记、触点与驱动器的白色标识点对齐后水平插入到底，然后按顺时针方向旋转，直至听到咔嗒声为止（图6-9）。

注意：①安装时切忌左右晃动、用力旋转拉拽，以免触点损坏。②小探头在拆拔过程中有时会出现连接管旋转导致触点和固定标记点不在一条直线上（图6-10），而无法插进探头驱动器，此时需将连接管旋转至触点与固定标记点对齐方可插入。

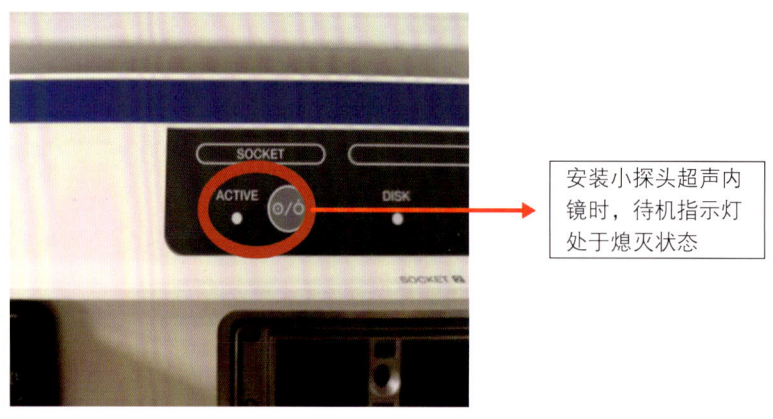

图6-8 待机指示灯检查

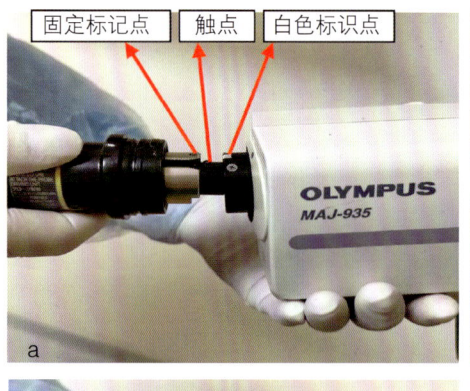

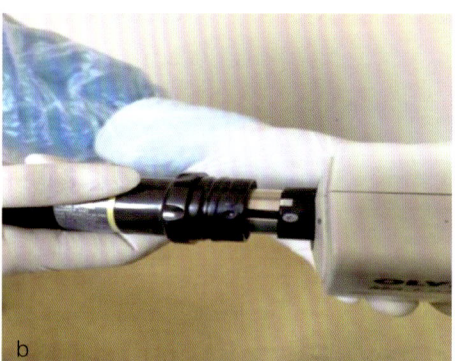

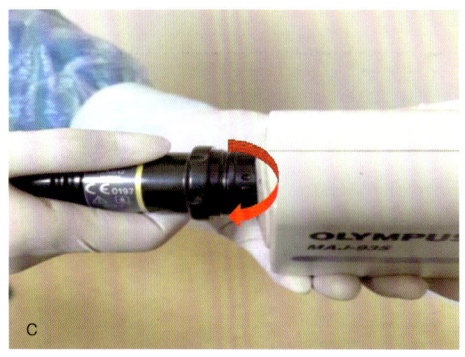

图6-9 超声小探头安装方法。a. 三点对齐；b. 水平插入；c. 顺时针方向旋转

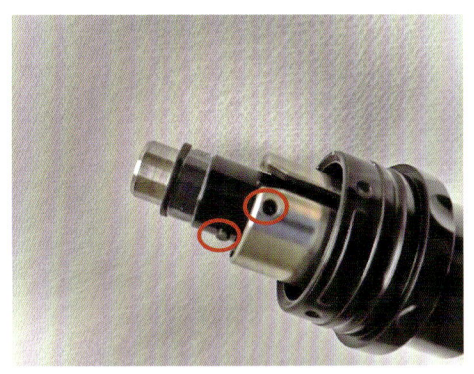

图6-10 触点与固定标记点未对齐

小探头超声内镜的测试

1. 开机：打开超声主机电源开关，待机指示灯亮起后，按下视频源键，将图像切换至超声图像模式（如果在超声主机电源未关闭状态下安装小探头，需按下待机键，待机指示灯方可亮起）。

2. 性能测试：按下冻结键，启动工作模式，检查系统有无异常杂音、超声换能器是否旋转，查看监视器上显示多重同心圆为正常工作状态，如同心圆不完整或无同心圆（图6-11），则为探头故障。

也可以准备好盛有生理盐水或灭菌注射用水的治疗碗，放入无菌纱布块，将小探头超声内镜先端部放入治疗碗液面下的纱布里，观察超声图像层次是否清晰（图6-12）。

3. 结束测试：确认超声图像正常后，再次按下冻结键，关闭工作模式，然后切换到内镜图像。

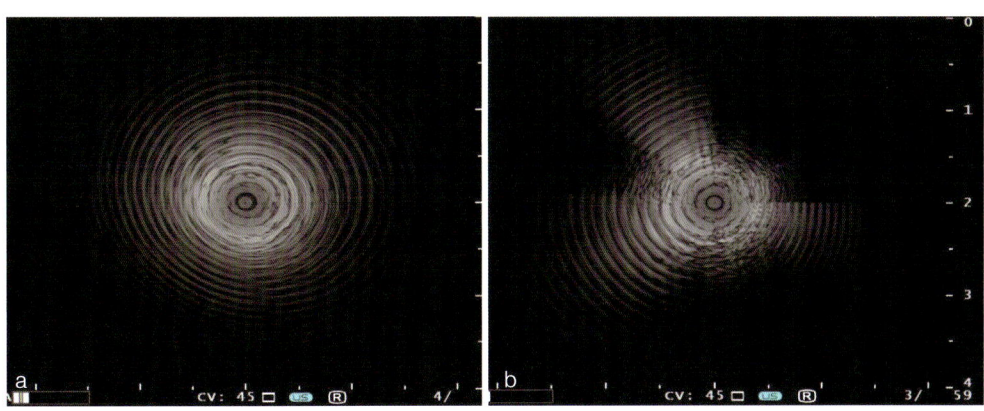

图6-11 性能测试。a.多重同心圆；b.同心圆不完整

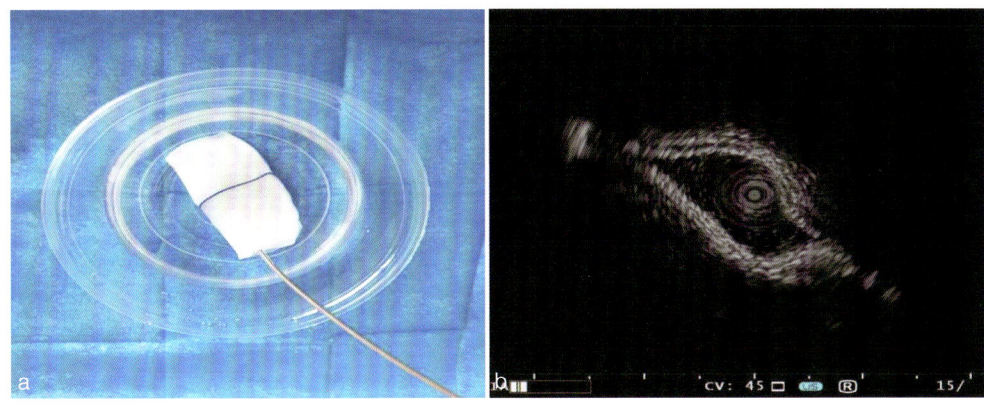

图6-12 性能测试。a.水中纱布测试；b.纱布超声图像

悬挂备用

将探头插入部穿过探头架,并保持先端部朝下备用,避免气泡重新聚集在换能器周围(图6-13)。

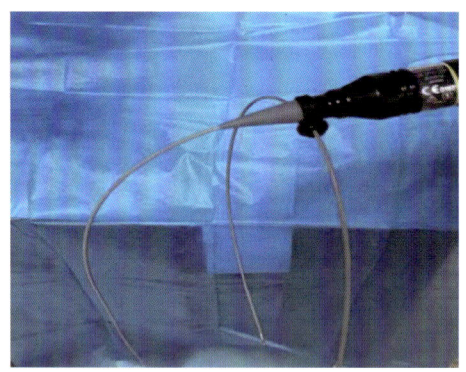

图6-13 悬挂备用

小探头超声内镜检查的术中配合

无痛内镜目前已广泛开展,被患者所接受。有些医院认为超声内镜检查患者不能麻醉,容易引起误吸,而我们科室十余年来,超声内镜一直是在麻醉下进行,无一例患者出现误吸,这得益于内镜医生、麻醉医生、内镜护士三位一体的默契配合。超声检查注水时,护士抬高患者床头,防止反流,内镜医生根据患者的情况和病变部位,控制每次注水量和速度,防止误吸。

术中护士要严密观察患者的反应及生命体征变化,协助麻醉医生维持患者生命体征平稳。

小探头超声内镜是精密易损坏的设备,需要小心对待,使用中需注意以下内容。

湿润内镜钳子管道及探头插入管外表面

小探头插入内镜前,先用无菌湿纱布擦拭插入管的表面,再向钳道内注入 10 ml 灭菌注射用水或生理盐水,可使插入更加顺畅,且不易损伤探头。

避免插入管弯折

由于活检帽上的缝隙太小,探头直接插入时易弯折,需掀开阀帽,由活检帽上的小孔插入。插入钳子管道时,手持部距离活检帽不宜太远,2~3 cm 即可(图6-14a)。

导丝插入口防护

通导丝小探头,由于导丝插入口易断裂,沿导丝插入或退出探头时,要注意用拇指和食指轻持先端部,将小探头插入部约 5 cm 与导丝并行,避免导丝插入口断裂(图6-14b)。

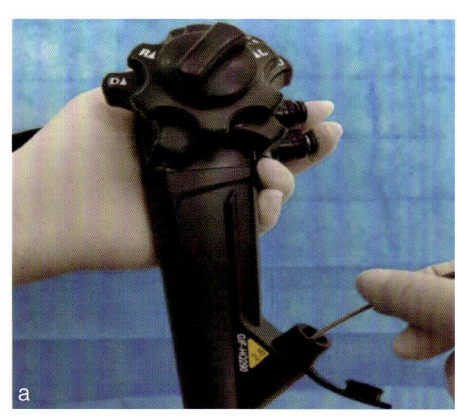 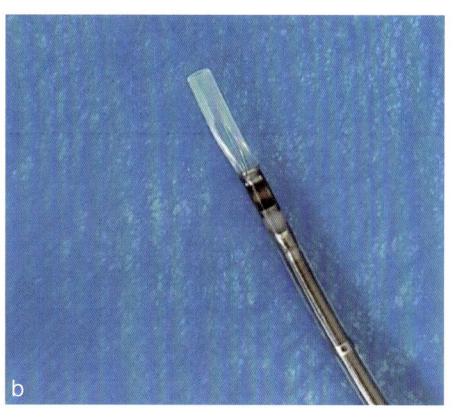

图6-14 a.手持距离不可过远;b.导丝插入口

避免超声插入部过度拉伸

插入小探头前尽量将超声驱动器拉近内镜，避免长度不够，用力拉伸插入部而损坏超声探头。

超声注水注意事项

1. 上消化道超声不能注水过多，注水前将诊疗床的床头抬高 15°~30°，避免患者出现反流误吸。超声检查结束后，提醒术者尽量将水吸尽，以防术后引起误吸。

2. 注水泵压力选择不要太高，以免引起气泡影响观察。我们科室使用的是 ERBE 公司的 EIP2 水泵，选择 30% 的冲洗效力，注水量约 150 ml/min，沿消化道壁缓慢注水。

超声检查护士的培训

超声检查过程中护士需要根据医生的指示操作键盘，进行回放图像、标记病变、测量大小等操作。目前，国内多数医院是由医生进行超声键盘的操作，虽然医生自己操作更加自主，但是会影响对内镜的操控，同时会污染键盘，导致院内交叉感染。也有医院使用保鲜膜进行防护，我们尝试后发现，覆盖保鲜膜会影响对轨迹球的操控。如不使用保鲜膜，每次使用后需消毒键盘，反复消毒会导致键盘的老化和损坏，所以我们科室是由护士操作键盘。

内镜护士只有对普通内镜检查熟练掌握后，才能学习超声检查的配合。我们的带教方法主要采用"培训—观摩—模拟练习—考核"四个步骤。"培训"是由带教老师讲解超声影像基础知识及小探头超声内镜的种类、结构特点等；"观摩"是带教老师在超声检查中，演示小探头超声内镜的拿取、安装、拆卸、检查中对超声键盘的操作使用及配合技巧；"模拟练习"是打印出超声键盘的图片让护士反复练习基本操作，熟记各按键位置、功能；"考核"是通过一段时间练习后，由护士长及带教老师进行考核，采用情景模拟方式，设定不同场景，对护士进行操作考核，考核合格以后方可独立操作。

超声键盘的使用

超声检查时护士与医生的默契配合，除了需熟练掌握超声影像外，还取决于对键盘操作的熟练程度。以奥林巴斯超声键盘 MAJ-1995 为例（图 6-15），常用按键及功能如下。

1. 视频源键（VIDEO SOURCE）：用于切换显示超声图像（US 模式）和内镜图像（EVIS 模式）。

2. 画中画键（PIP）：按下 PIP，内镜图像将作为画中画的子画面显示在监视器上。再次按下此键可清除子画面。

3. 卡尺键（CALIPER）：与设置键和轨迹球联合用于测量大小。

4. 设置键（SET）：与卡尺键和轨迹球联用于测量大小。

5. 轨迹球：与旋转键或滚动键联合改变超声图像位置，也可以用于移动监视器上的光标、卡尺标识。

测量方法：按下卡尺键，图像中出现"+"标记，使用轨迹球或箭头键，将标记移动到要测量的开始点，按下设置键，此点即作为起始点；与此同时，第二个"+"

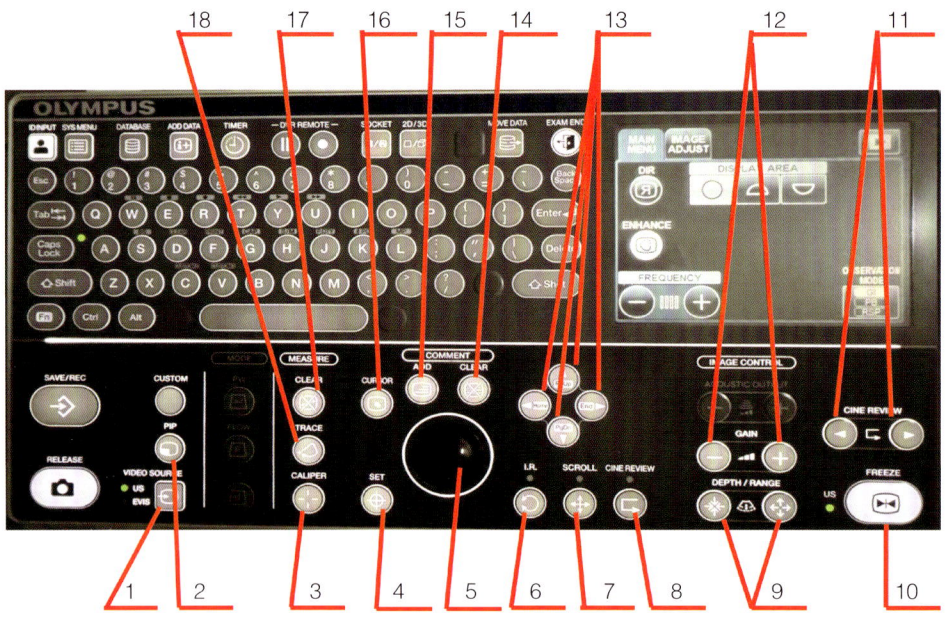

图6-15 超声键盘

标记出现，将此标记移动至要测量大小的终点处，两点间的距离即为测量值大小。最多可以同时实施4次测量。

6. 图像旋转键（I.R.）：按下I.R.，打开图像旋转功能，使用轨迹球或箭头键旋转图像，达到想要的图像位置。再次按下此键，旋转图像回到初始角度。

7. 滚动键（SCROLL）：按下滚动键，启用图像滚动模式，使用箭头键或轨迹球可以按照需要移动超声图像的显示区域。再次按下此键，超声图像返回到原始位置。

8. 图像回放键（CINE REVIEW）：在启用图像旋转功能或图像滚动功能时，按下此键，将图像回放功能指定给轨迹球。

9. 深度/范围键（DEPTH/RANGE）：可以放大或缩小显示画面，为放大超声图像，为缩小超声图像。

10. 冻结键（FREEZE）：可以在冻结图像与实时图像之间切换。

11. 图像回放键（CINE REVIEW）：用于选择并查看存储器中保存的超声图像。

12. 增益键（GAIN）：可以按照20档（0~19）调节超声图像的亮度，数值增大，图像亮度增加。

13. 箭头键：用于移动超声图像或光标。

14. 清除键（CLEAR）：可清除超声图像上的所有备注。

15. 添加键（ADD）：可以启动监视器上的光标，在超声图像的所需位置输入备注，可添加多条。

16. 光标键（CURSOR）。

17. 清除键（CLEAR）：清除所有测量项目。

18. 轨迹键（TRACE）：与设置键和轨迹球联合用于测量病变周长和面积。

超声检查结束

1. 冻结超声图像，关闭画中画及超声主机实时监测模式。

注意：小探头退入活检管道前必须先按下冻结键，使探头处于非旋转状态，否则易损坏探头。

2. 用无菌纱布边擦拭边退出小探头超声内镜，避免血液或体液飞溅造成感染风险。退出后立即盖好内镜活检帽的阀帽。

3. 关闭超声主机或按下待机键，待机指示灯熄灭后，将小探头超声内镜从驱动器上旋转拔出，盖紧防水帽，用蘸有清洗液的湿纱布轻轻擦拭插入部，擦拭后盘圈放入转运盘，盘圈直径应大于20 cm，避免直径过小损坏插入管。

4. 将小探头超声内镜送入洗消间，与洗消间护士做好交接，进行清洗消毒。

小探头超声内镜的清洗、消毒或灭菌

小探头超声内镜不能采用高温高压灭菌，可采用环氧乙烷气体灭菌或化学消毒液浸泡的方式消毒和灭菌。

环氧乙烷气体灭菌前，超声探头必须彻底清洗并干燥，取下防水帽后再灭菌。连接在探头接头上的防水帽会影响灭菌效果。与使用化学消毒剂相比，环氧乙烷气体灭菌时间长，缩短探头的使用寿命，所以临床上多采用化学消毒液浸泡的方式进行消毒、灭菌。

小探头超声内镜的清洗、消毒（或灭菌）流程和内镜相同。

清洗

小探头超声内镜床旁预处理后送入洗消间，检查小探头超声内镜的防水帽是否安装牢固，然后将小探头超声内镜放入pH值中性、低泡的清洗液中，用纱布轻轻擦拭接头部和插入管的外表面，擦拭时不要用力拉拽探头插入部，以免使插入部外鞘管与连接部分离而损坏（图6-16）。

如导丝插入口附着碎屑，需用软毛刷或管道清洗刷进行刷洗。

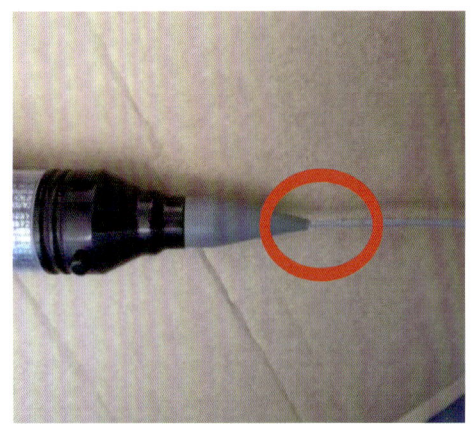

图6-16　插入管的外鞘管与连接部分离

漂洗

流动水冲洗小探头超声内镜至无清洗液残留，用洁净的纱布将小探头外表面擦干。

消毒或灭菌

将小探头超声内镜完全浸没至消毒液中，去除小探头外表面的气泡，浸泡时间参照消毒液说明书。

末洗

用无菌水或纯化水冲洗小探头超声内镜至无消毒液残留。

干燥

用无菌纱布擦干小探头超声内镜的连接部及插入部。

储存

存放小探头超声内镜时,应安装好防水帽和探头架。将探头防水帽悬挂,插入管穿入探头架的固定孔中,使超声探头先端部向下(图6-17),气泡上移,而超声传导液由于重力作用聚集在探头先端部,便于再次使用。

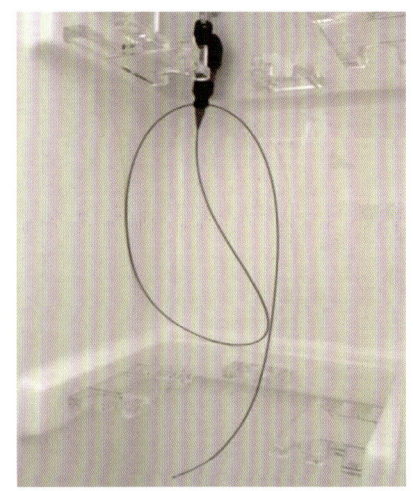

图6-17 悬挂保存